PT/OT

理学療法士
作業療法士

基礎から学ぶ
病理学ノート 第2版

中島 雅美　鳥原 智美　編著／中嶋 淳滋　編集協力

医歯薬出版株式会社

This book was originally published in Japanese
under the title of :

**PT・OT Kɪsᴏ-ᴋᴀʀᴀ Mᴀɴᴀʙᴜ
Bʏᴏʀɪɢᴀᴋᴜ Nᴏᴛᴏ
(Exercises of Basic Pathology for PT・OT)**

Editors :
Nᴀᴋᴀsʜɪᴍᴀ, Masami et al.
Nᴀᴋᴀsʜɪᴍᴀ, Masami
  PTOT Gakushu Kyoiku Kenkyujo
Tᴏʀɪʜᴀʀᴀ, Tomomi
  Kokushijuku Rehabili Academy

© 2004 1st ed.
© 2018 2nd ed.

ISHIYAKU PUBLISHERS, INC.
  7-10, Honkomagome 1 chome, Bunkyo-ku,
  Tokyo 113-8612, Japan

第2版　まえがき

　2004年2月に『病理学ノート』の初版第1刷を発行してから，すでに14年の歳月がたちました．この間，理学療法士・作業療法士を目指す全国のたくさんの学生諸氏に活用して頂いたことを大変嬉しく思います．

　「第1版　刊行にあたって」にも書きましたが，この『病理学ノート』を含むノートシリーズは，学生自身が一人でも楽しく意欲を持って学習できるように作成しています．病理学は病気の原因や病気の進行・変化を学ぶ，医学における基礎学問です．解剖学や生理学の基本的な知識が必要なことに加えて，見慣れない専門用語が多いことから，最初に「病理学は難しい」という印象を持ってしまうと，3年ないし4年後の国家試験の時に苦手科目となり，合格の妨げになります．これを打開するために本書『病理学ノート』を作成しました．ですからこの病理学ノートの学習目標は「国家試験の病理学の問題内容を理解し，解答できること」にあります．

　今回の第2版では，国家試験の新しい出題基準に合わせて，過去10年以内の国家試験問題を中心に演習問題を選定し直しました．また，第18章に薬理を新設し，各章のノート部分の充実を図りました．ノートシリーズでは「イメージ学習」を基本に置いていますので，初版同様，図を多く用いています．

　どの科目においても勉強は大変ですが，プロを目指す学生諸氏には常に意欲を持って勉強し続けてほしいと願っています．その学習の一助としてぜひ本書を活用してください．そして国家試験に合格し，病気や障害を十分理解して対応できる理学療法士・作業療法士として臨床の場で活躍して頂けることを願ってやみません．

　最後になりましたが，今回の第2版では編集協力として，故 神原　武先生に代わり，中嶋淳滋先生に内容に関するご指導・ご助言を頂きました．心より御礼申し上げます．

2018年3月

中島雅美・鳥原智美

第1版　まえがき

　医学・医療関係の学校に入って先ず解剖学，生理学で正常な人体の構造と機能を学び，ほっとしていると次に病理学が始まります．ここで医学専門用語の嵐に吹きまくられて，茫然自失することもあるかと思います．たいていの学生は，病理学は「難しい」「全くイメージが出来ない」と言います．それは当然で，病理学は解剖学や生理学と違って医療関係の学校でのみ学ぶ科目なので，はじめは取りつきにくいのは仕方がありません．

　病理学は，「病気はどういう原因で，体にどういう変化を起こすか」ということを学ぶ科目です．医療関係者は患者さんの病気や障害を十分知って対応しなければなりませんし，自分自身も病気に罹るので極めて身近な問題です．病気は数多くありますが，病理学総論では6つの病変群（①腫瘍，②炎症・感染症，③循環障害，④進行性変化，⑤退行性変化・代謝障害，⑥先天異常・奇形）にまとめます．これにより患者さんの病気の原因（病因）とそれによる身体の変化（病変）の特徴が分かり，診断ができて治療方針が決まり，予後が推定できます．病気を織物に例えると総論は縦糸で，その後各論で臓器系・臓器の病気を学びます．各論は織物の横糸に当たり，両者相まって病気という織物を理解するわけです．

　この病理学の学習には「イメージしやすい」学習法として絵や写真やビデオなどの映像をたくさん観るとともに，医学専門用語を繰り返し使って自分の言葉にする必要があります．そのための参考書として作ったのが本書です．今までの教科書，入門書と異なりノート形式をとっていて，スムーズに勉強できるように色々なアイデアを取り込んであります．本書によって多くの学生が病理学を楽しく学習し，病理学の世界を早く理解するようになる手助けになることを願っています．最後にこの本を出版するために多大な努力を頂いた医歯薬出版の編集部に深謝いたします．

2003年12月

神原　武

第1版　刊行にあたって

　『PT・OT基礎から学ぶノートシリーズ』もいよいよ臨床医学編を出版することになりました．この間数多くの学生や医療スタッフの方々が「ノートシリーズ」で勉強されているとの声を耳にしています．「ノートシリーズ」が少しでも学習しようとする方々のお役に立ったのであれば，編者としては大変ありがたいことだと思っています．また，同時に身の引き締まる思いも感じています．なぜならばたくさんの方々が「ノートシリーズ」を基礎として新しい知識を学ぶからには，「誰にでも分かりやすく，確実に学習でき，基本的な知識は万遍なく網羅している」ものでなくてはならないからです．

　今回の臨床医学編からは編者に臨床医学の専門家である医師にも加わっていただき，習得すべき学習内容の吟味をおこないました．

　初めて病理学を学ぶ人にとって病理学用語やその用語が意味する内容をイメージすることは少々難しいかもしれません．そこで学習内容をできるだけビジュアルに，できるだけイメージしやすいように，図やイラストを数多く取り入れました．

　また学生にとって，学校の試験をクリアすることも重要です．病理学の知識を覚えることが第一条件でしょうから，覚えなければならない知識を各小項目ごとに「覚えやすい表」の形式にまとめました．この表を使って必要な内容を覚えてください．難しい教科書の文章を読み連ねるより速い時間で必要最低限の内容を覚えられるはずです．

　学習方法は既刊のノートシリーズと同様で，基礎知識として学習する部分は各章ごとに小項目を設けてノート形式にしています．そのノートの「カッコ内」に適切な用語を記入すれば，順次学習できるようになっています．また小項目ごとに基礎問題を設けていますので，基礎問題を解けば知識習得を確認することができます．基礎問題の質問形式は「カッコ埋め問

題」「○×問題」「線引き問題」などで，学校の定期試験に対応できるようにしました．演習問題を解けば，国家試験レベルの内容まで学習できるようになっています．

解答集では解答だけにとどまらず，解説を付けて理解すべき内容をできるだけわかりやすくまとめました．図や表を挿入して解答集でもイメージ学習ができるようになっています．解答集を確認するだけでもかなり学習効果が上がるでしょう．

基礎医学編ノートシリーズとあわせて，病理学ノートで臨床医学の基礎を築いてください．このノートが病理学初心者の学習の一助となることを願ってやみません．

最後にノートシリーズ出版のためにご尽力いただいた医歯薬出版編集部の方々に感謝申し上げます．

2003年12月

中 島 雅 美

野 口 　 敦

CONTENTS

目次

- 第2版 まえがき ……… iii
- 第1版 まえがき ……… iv
- 第1版 刊行にあたって ……… v
- 本書の使い方 ……… x

第1章 病因論
1. 病因 ……… 2
   1. 病因 ……… 2
   2. 内因 ……… 2
   3. 外因 ……… 3
   4. 公害病と医原病 ……… 4
- 演習問題 ……… 5

第2章 腫瘍
1. 腫瘍の総論 ……… 8
   1. 腫瘍の定義 ……… 8
   2. 腫瘍の疫学 ……… 8
   3. 腫瘍の発生因子 ……… 8
   4. 腫瘍の形態 ……… 9
   5. 腫瘍の分類 ……… 10
- 演習問題 ……… 12
2. 腫瘍の各論 ……… 13
   1. 腫瘍の各組織型 ……… 13
   2. 悪性腫瘍の転移と進行度 ……… 16
- 演習問題 ……… 18

第3章 炎症と感染症
1. 炎症 ……… 20
   1. 炎症の定義 ……… 20
   2. 炎症の原因 ……… 20
   3. 炎症の分類 ……… 21
   4. 急性炎症と慢性炎症の比較 ……… 22
   5. 炎症反応の発生過程 ……… 22
   6. 炎症に関与する細胞 ……… 23
   7. 炎症の種類 ……… 23
   8. 炎症の全身への影響 ……… 24
- 演習問題 ……… 25
2. 感染症 ……… 26
   1. 感染症の分類 ……… 26
   2. 感染と発病 ……… 26
   3. 感染症の経過 ……… 27
   4. 病原微生物 ……… 28
- 演習問題 ……… 29

第4章 免疫
1. 免疫 ……… 32
   1. 免疫 ……… 32
   2. 免疫系の主要な臓器 ……… 33
   3. 免疫に関与する細胞 ……… 33
- 演習問題 ……… 34
2. 免疫反応とその障害 ……… 35
   1. 免疫応答 ……… 35
   2. アレルギー反応とアレルギー疾患 ……… 35
   3. 自己免疫疾患 ……… 36
   4. 免疫不全症候群 ……… 36
- 演習問題 ……… 37
3. 移植 ……… 38
   1. 移植 ……… 38
   2. 主要組織適合抗原(MHA)と主要組織適合複合体(MHC) ……… 38
   3. 移植片対宿主反応(GVH) ……… 38
- 演習問題 ……… 39

第5章 循環障害
1. 血液循環とリンパ循環 ……… 42
   1. 体液循環 ……… 42
- 演習問題 ……… 43
2. 局所循環障害 ……… 44
   1. 局所循環障害 ……… 44
   2. 充血 ……… 44
   3. うっ血 ……… 45
   4. 虚血 ……… 45
   5. 出血 ……… 46
   6. 血栓症 ……… 46
   7. 塞栓症 ……… 47
   8. 梗塞 ……… 47
   9. 浮腫(水腫) ……… 48
- 演習問題 ……… 49
3. 全身循環障害 ……… 50
   1. 成人における高血圧 ……… 50
   2. 高血圧症 ……… 50
   3. 肺高血圧症 ……… 51
   4. 門脈圧亢進症 ……… 51
   5. 低血圧症 ……… 52
   6. 播種性血管内凝固症候群(DIC) ……… 52
- 演習問題 ……… 53

第6章 進行性病変
1. 再生・化生・肥大・過形成 ……… 56
   1. 再生 ……… 56
   2. 化生 ……… 56
   3. 肥大 ……… 57
   4. 過形成 ……… 57
   5. 肥大と過形成 ……… 57
- 演習問題 ……… 58
2. 創傷治癒と骨折治癒 ……… 59
   1. 骨折の治癒過程 ……… 59
   2. 創傷治癒に悪影響を及ぼす因子 ……… 60
   3. 骨折治癒に影響を及ぼす因子 ……… 60
   4. 創傷治癒と骨折治癒との比較 ……… 61
   5. 肉芽組織 ……… 61
   6. 創傷治癒の様式 ……… 62
- 演習問題 ……… 63

第7章 退行性病変
1. 変性・萎縮・壊死 ……… 66
   1. 変性 ……… 66
   2. 萎縮 ……… 68

| ③ 壊死 … 69
| 演習問題 … 70

第8章 代謝異常

1 糖質代謝異常 … 72
① 糖質代謝 … 72
② 血糖の調節 … 72
③ 糖尿病 … 73
演習問題 … 74

2 蛋白質代謝異常 … 75
① 蛋白質代謝 … 75
② 低蛋白血症 … 75
③ 尿毒症 … 76
④ 高アンモニア血症 … 76
⑤ 痛風 … 77
⑥ フェニルケトン尿症 … 77
演習問題 … 78

3 脂質代謝異常 … 79
① 脂質代謝 … 79
② 肥満 … 79
③ 脂質異常症 … 80
演習問題 … 80

4 その他の代謝異常 … 81
① カルシウム(Ca)代謝異常 … 81
② 銅代謝異常 … 82
③ 鉄代謝異常 … 82
④ ビリルビン代謝異常 … 83
⑤ メラニン代謝異常 … 84
⑥ ポルフィリン代謝異常 … 84
演習問題 … 85

5 代謝性疾患の病理 … 86
① 糖代謝疾患の病理 … 86
② 低蛋白血症の病理 … 87
演習問題 … 87

第9章 先天異常・奇形

1 先天性異常疾患 … 90
① 先天異常の分類 … 90
② 先天異常の成因 … 90
演習問題 … 94

2 奇形 … 95
① 奇形 … 95
② 先天奇形の種類 … 95
演習問題 … 96

第10章 老化現象

1 老化現象 … 98
① 老化に影響を与える因子 … 98
② 中枢神経系の生理的老化現象 … 98
③ 循環器系の生理的老化現象 … 98
④ 呼吸器系の生理的老化現象 … 99
⑤ 消化器系の生理的老化現象 … 99
⑥ 泌尿・生殖器系の生理的老化現象 … 99
⑦ 内分泌系の生理的老化現象 … 100
⑧ 血液・免疫系の生理的老化現象 … 100
⑨ 骨の生理的老化現象 … 100
演習問題 … 100

2 老化と疾患 … 103
① 老化と中枢神経疾患 … 103
② 老化と廃用症候群 … 103
演習問題 … 104

第11章 神経疾患の病理

1 末梢神経疾患の病理 … 106
① 末梢神経 … 106
② 末梢神経障害 … 106
③ ニューロパチーの3型 … 107
演習問題 … 108

2 中枢神経性の変性疾患・脱髄性疾患の病理 … 109
① 変性疾患 … 109
② 脱髄性疾患 … 113
演習問題 … 114

3 脳血管障害の病理 … 115
① 脳梗塞 … 115
② 頭蓋内出血 … 116
演習問題 … 117

第12章 運動器疾患の病理

1 骨関節疾患の病理 … 120
① 無腐性骨壊死 … 120
② 炎症性関節疾患 … 121
③ 変形性関節疾患 … 122
演習問題 … 123

2 筋疾患の病理 … 124
① 進行性筋ジストロフィー症 … 124
② 筋強直性ジストロフィー … 125
③ 重症筋無力症 … 125
④ 多発性筋炎 … 125
演習問題 … 126

第13章 循環器疾患の病理

1 心疾患の病理 … 128
① 虚血性心疾患 … 128
演習問題 … 130

2 血管疾患の病理 … 131
① 動脈疾患 … 131
② 静脈疾患 … 133
演習問題 … 134

第14章 造血器疾患の病理

1 骨髄性疾患の病理 … 136
① 赤血球系の疾患 … 136
② 白血球系の疾患 … 138

③ 血小板系の疾患 ………… 139
演習問題 ……………………… 139

第15章 呼吸器疾患の病理
1 肺疾患の病理 … 142
　① 肺の炎症 ……………… 142
　演習問題 …………………… 143

第16章 消化器疾患の病理
1 口腔・食道・胃・小腸・大腸疾患の病理 … 146
　① 口腔疾患の病理 ……… 146
　② 食道・胃疾患の病理 … 147
　③ 小腸疾患の病理 ……… 148
　④ 大腸疾患の病理 ……… 148
　演習問題 …………………… 149

2 肝・胆・膵疾患の病理 … 150
　① 肝疾患の病理 ………… 150
　② 胆疾患の病理 ………… 150
　③ 膵疾患の病理 ………… 151
　演習問題 …………………… 151

第17章 その他の疾患の病理
1 認知症の病理 ………… 154
　演習問題 …………………… 155

第18章 薬理
1 内科疾患に対する薬理 … 158
　① 副腎皮質ステロイド …… 158
　② 抗感染症薬 …………… 159
　③ 自己免疫疾患治療薬 …… 160
　④ 糖尿病治療薬 ………… 161
　⑤ 骨粗鬆症治療薬 ……… 162
　⑥ 貧血治療薬 …………… 163
　⑦ 血栓症治療薬 ………… 163
　⑧ 循環器疾患治療薬 …… 164
　⑨ ボツリヌス毒素製剤 …… 164
　演習問題 …………………… 165

2 精神疾患に対する薬理 … 167
　① 神経疾患治療薬
　　（抗パーキンソン病薬）… 167
　② 精神疾患治療薬
　　（向精神薬）…………… 168
　演習問題 …………………… 169

引用文献・参考文献 ………… 171
索引 …………………………… 173

本書の使い方

　本書はPT・OTの病理学で必要な基礎事項が一冊にまとまるように構成されています．

　あらかじめ自分の力で考え，調べながら記入することで，病理学の基礎事項を頭の中で整理できるようになっています．授業で習ったことを補足・確認しながら，オリジナルの病理学ノートを完成させてください．

1. ❶（　　　）……空欄は病理学の基礎事項・重要語句です．図や表で確認しながら記入していきましょう．

2. 解答　　　　……空欄の解答はページ下にあります．なるべく解答を見ないようにして，自分で調べて，記入し，最後に確認するようにしましょう．

3. SIDE MEMO ……覚えておきたい補足事項を掲載してあります．空いている部分には自分で必要事項を記入し，補足していきましょう．

4. 演習問題　　……国試の過去問題から頻出される問題を抜粋しました．確実な点数確保のために国試対策の最終チェックとして役立てましょう．
　（50-AM51）は，第50回午前51問の意味です．
　解答は解答集に掲載．

5. MEMO　　　……授業で習ったことを空欄に書き込んだり，自分だけのまとめをつくり，オリジナルノートを完成させましょう．

6. 解答集　　　……演習問題の解答と解説を別冊として綴じ込んであります．問題と照らし合わせて使いましょう．

第1章 病因論

1. 病　因……2

1 病因

SIDE MEMO

▶病因
　疾病(病気)を引き起こす原因を病因という．また，病因を追求する学問を病因論(学)という．

内因
(endogenous cause)
外因
(exogenous cause)

1 病因

a. 病因の由来による分類

病因	❶（　）因	素因 ─── 一般的素因 / 個人的素因
		遺伝
		染色体異常
		内分泌異常
		免疫，アレルギー
	❷（　）因	栄養障害
		物理的因子の障害
		化学的因子の障害
		生物学的因子の障害

　内　因：先天的あるいは後天的に❸（　　　　）内にある病気に対するかかりやすさ，かかりにくさ．
　外　因：❹（　　　　）から身体に入り込んで身体に作用するもの．
　疾　病：内因と外因の❺（　　　　）作用により引き起こされる．

b. 病因の作用時期による分類
　先天性：❻（　　　　），子宮内成長時に作用．
　後天性：❼（　　　　）後に作用．

c. 病因の作用の場所による分類
　❽（　　　　）的：臓器組織に直接侵入し，その場所に病変を引き起こす．
　❾（　　　　）的：因子の侵入した局所から全身に病変が移行する．

2 内因

a. 素因：病気にかかりやすい身体的性状のこと．
・一般的素因：ある側面から人間を集団的にみた場合の素因
　　　　　　　年齢，性，人種，臓器など．
・❶（　　　　）的素因：体質のこと（発育不全体質，胸腺リンパ体質，
　　　　　　　脳卒中体質，アレルギー体質など）．

b. 遺伝および染色体異常：クレチン病，クラインフェルター症候群など．

c. 内分泌異常：❷（　　　　）の過剰な機能低下や機能亢進．

d. 免疫，アレルギー：生体の防御反応である抗原抗体反応が著しく激しい場合（リウマチ熱，花粉症など）．

解答 ① a ❶内 ❷外 ❸身体 ❹外部 ❺相互 b ❻遺伝 ❼出生 c ❽局所 ❾全身
② a ❶個人 c ❷内分泌腺

SIDE MEMO

3 外因（がいいん）

a. ❶（　　　　）障害：体内に必要な栄養素が生理的限界を超えて過剰または不足に陥った場合に起こる障害.

栄養素	過剰・不足	障害・疾患
蛋白質	過剰	❷（　　　　）症, 痛風, アミロイドーシス
蛋白質	不足	❸（　　　　）症候群, 浮腫
脂質	過剰	❹（　　　　）症, 肥満, 脂肪肝, 高血圧症
糖質	過剰	❺（　　　　）病, 糖原病

ビタミン	欠乏による疾患
ビタミンA	夜盲症, 角膜乾燥症
ニコチン酸	ペラグラ
ビタミンB_1	脚気（かっけ）, 多発性神経炎
ビタミンB_2	口唇炎, 口角炎, 舌炎
ビタミンB_{12}	❻（　　　　）
ビタミンC	壊血病
ビタミンD	❼（　　　　）, 骨軟化症
ビタミンK	血液凝固障害
無機塩類〈ミネラル〉 ❽（　　　　）	心停止
無機塩類〈ミネラル〉 カルシウム, リン	骨, 歯の形成不全
無機塩類〈ミネラル〉 鉄	❾（　　　　）形成不全
無機塩類〈ミネラル〉 ナトリウム	体液の❿（　　　　）異常

b. ⓫（　　　　）的因子：機械的外力（外傷）, 気圧（高山病, 潜函病（せんかんびょう））, 音波（聴力異常）, 温度（火傷, 熱射病）, 電気（感電）, 紫外線（くる病, 日焼け）, 放射線（被爆, 原爆症）など.

c. ⓬（　　　　）学的因子：寄生虫, 原虫, 細菌, 真菌, スピロヘータ, リケッチア, ウイルスなど.

生物名	主な疾患
⓭（　　　　）	肝炎, ポリオ, インフルエンザ, 狂犬病, エイズ（AIDS）
リケッチア	⓮（　　　　）チフス, ツツガムシ病, ロッキー山紅斑病（こうはん）
細菌	⓯（　　　　）チフス, 化膿性炎, 肺炎
⓰（　　　　）	梅毒
真菌	⓱（　　　　）症, クリプトコッカス症
⓲（　　　　）虫	アメーバ赤痢, マラリア, トキソプラズマ症
⓳（　　　　）虫	回虫症, 日本住血吸虫症

解答 3 a ❶栄養 ❷尿毒 ❸ネフローゼ ❹動脈硬化 ❺糖尿 ❻悪性貧血 ❼くる病 ❽カリウム ❾ヘモグロビン ❿浸透圧 b ⓫物理 c ⓬生物 ⓭ウイルス ⓮発疹 ⓯腸 ⓰スピロヘータ ⓱カンジダ ⓲原 ⓳寄生

SIDE MEMO

▶ ヒ素
 合金, 半導体, 特殊ガラスなどの原料. 毒性が強く, 嚥下困難, 腹痛, 嘔吐, 血尿, ショック, 麻痺を引き起こす.

▶ カドミウム
 原子番号48, 原子量112.4の金属. 環境基準は, 水中0.001 mg/l以下, 排出基準は0.1 mg/l以下である. 生体内に吸収されると, 急性毒, 蓄積毒となる.

▶ ベンゾール
 ベンゼンのこと. 芳香無色の可燃性液体. 染料などに用いられる化学工業原料.

▶ クロロキン
 第二次大戦中, ドイツや米国で研究された抗マラリア薬. マラリアやアメーバ赤痢, 肝膿瘍に有効. 抗炎症作用がある. 副作用として頭痛, 視覚障害, 胃腸障害があり, 長期投与で重篤な視覚障害(網膜症)を引き起こす.

▶ テトラサイクリン
 広域抗菌作用をもつ抗生物質. 副作用として, 菌交代現象, 歯の色素沈着, 腎障害がある. 適応は気道感染症である.

テトラサイクリン

d. ❷⓴( )的因子:腐食剤(強酸, 強アルカリ)
  金属性毒物(水銀, 鉛)
  有毒ガス(一酸化炭素)
  有機溶剤(メチルアルコール, ベンゾール)
  薬剤(副腎皮質ステロイド)

化学的因子		因子名	疾患名
体外産性毒物	腐食剤	強酸, 強アルカリ	組織の腐食, 破壊
	金属製剤	有機水銀	水俣病
		鉛	中枢神経障害
		ヒ素	神経障害
		カドミウム	イタイイタイ病
	有毒ガス	一酸化炭素	㉑( )
	有機溶剤	ベンゾール	造血器障害
	薬剤	クロロキン	㉒( )症
		テトラサイクリン	黄色歯
体内産性毒物	黄疸	㉓( )	脳症状
	尿毒症	腎臓排泄成分の蓄積	脳障害, 口内炎

④ 公害病と医原病

a. ❶( )病:大気汚染, 水質汚濁, 騒音, 振動, 地盤沈下, 悪臭などが原因となって引き起こされる疾患のこと. 日常生活や産業活動によるもので, 継続的なもの. 環境破壊により不特定多数の被害者が出現する.

・代表的公害:水俣病(有機水銀中毒), イタイイタイ病(カドミウム)

公害の種類	代表的公害病名
大気汚染…化学工場	四日市喘息(慢性気管支炎, 気管支喘息)
❷( )汚濁	水俣病(有機水銀)
	イタイイタイ病(カドミウム)
	慢性ヒ素中毒(ヒ素)
騒音…空港, 鉄道, 幹線道路周囲	精神不安定, 自律神経障害
振動…空港, 鉄道, 幹線道路周囲	精神不安定, 自律神経障害
悪臭	精神不安定, 自律神経障害

解答 ③ d ⓴化学 ㉑窒息 ㉒網膜 ㉓ビリルビン
④ a ❶公害 ❷水質

SIDE MEMO

▶**菌交代現象**
投与した化学療法薬に感受性のある常在菌が減少し，化学療法薬に耐性のある菌が異常に増殖し，正常在菌のバランスが崩れてしまう現象．

▶**スモン病**
整腸薬であるキノホルムの長期大量投与により，下肢優位の末梢神経障害を示す．加えて40％の発現率で視神経障害が出現する．

▶**グレイ症候群（灰白症候群）**
新生児にクロラムフェニコールを1日100 mg/kg以上を投与することにより起こる．腹部膨満，嘔吐，血管運動神経の虚脱を示し，死亡する．

▶**イレウス（腸閉塞症）**
腸内容物の腸管内通過障害で，イレウスの三主徴（①腹痛，②嘔吐，③ガス・排便の停止）が特徴．

b. ❸（　　　　）病（医原性疾患）：薬物治療，診断，治療技術，手術などの❹（　　　）行為が原因となって引き起こされた病的状態や疾患のこと．

・代表的薬物：超未熟児に対する酸素投与→未熟児網膜症
　　　　　　　副腎皮質ステロイド→胃潰瘍，糖尿病
　　　　　　　各種薬剤→肝臓障害，スモン病
　　　　　　　化学療法薬(抗菌スペクトルの広い抗生物質)→菌交代現象

薬　　剤	疾　患　名
❺（　　　　　　　）（催眠剤）	アザラシ肢症
抗菌スペクトルの広い抗生物質（テトラサイクリンなど）	❻（　　　）交代現象
ブレオマイシン	肺線維症
ストレプトマイシン	聴覚障害
ペニシリン	❼（　　　　　　　）ショック
クロラムフェニコール	グレイ症候群
副腎皮質ステロイド	胃潰瘍，糖尿病
キノホルム（整腸薬）	❽（　　　　）病

・診断手技：内視鏡検査，臓器生検→出血
　　　　　　静脈カテーテル→血栓性静脈炎
・治療手術：放射線照射→各種障害
　　　　　　輸血後→血清肝炎
　　　　　　胃全摘出後→悪性貧血
　　　　　　腹部手術後→癒着，イレウス（腸閉塞症）

解答　④ b　❸医原　❹医療　❺サリドマイド　❻菌　❼アナフィラキシー　❽スモン

演習問題

1. 我が国における平成23年以降の死因の第1〜3位の組合せ（1位-2位-3位）で正しいのはどれか．（50-85）
   1. 悪性新生物　──　心疾患　──　脳血管疾患
   2. 悪性新生物　──　心疾患　──　自殺
   3. 悪性新生物　──　心疾患　──　肺炎
   4. 悪性新生物　──　脳血管疾患　──　心疾患
   5. 悪性新生物　──　脳血管疾患　──　肺炎

2. ビタミン欠乏症で誤っている組合せはどれか．（41-50）
    1. ビタミンA ——— 夜盲症
    2. ビタミンB₁ ——— 脚　気
    3. ニコチン酸 ——— ペラグラ
    4. ビタミンD ——— 骨軟化症
    5. ビタミンK ——— 血栓症

3. ビタミン欠乏症で誤っているのはどれか．（40-31）
    1. ビタミンA ——— 夜盲症
    2. ビタミンB₁ ——— 末梢神経障害
    3. ビタミンC ——— 壊血病
    4. ビタミンD ——— くる病
    5. ビタミンK ——— テタニー

4. 誤っている組合せはどれか．（32-51）
    1. 奇　形 ——— 頭蓋底陥入症
    2. 循環障害 ——— 周期性四肢麻痺
    3. 代謝障害 ——— 糖尿病
    4. 炎　症 ——— クローン病
    5. 新生物 ——— 白血病

MEMO

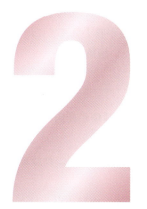

第2章 腫 瘍

1. 腫瘍の総論……8
2. 腫瘍の各論……13

1 腫瘍の総論

月　日

SIDE MEMO

▶がん腫と肉腫
　上皮性由来の腫瘍をがん腫といい，非上皮性由来の腫瘍を肉腫という．

▶日本の死因統計(2016年)
第1位　悪性腫瘍
第2位　心疾患
第3位　肺炎
第4位　脳血管疾患
第5位　老衰
第6位　不慮の事故
第7位　腎不全
第8位　自殺
第9位　大動脈瘤および解離
第10位　肝疾患
厚生労働省「人口動態統計月報」より

1　腫瘍の定義

身体を構成する正常細胞がその性状を変化させて❶(　　　　　)で無目的性，自律性，❷(　　　　)に増殖するもの．

・❸(　　　)性増殖：身体全体の調和を無視して，原因がなくなっても，細胞自らが勝手気ままに増殖すること．

・無目的性増殖：身体にとって必要のない増殖のこと．

2　腫瘍の疫学

・わが国の死因統計は1981年以来，悪性腫瘍が死因の第❶(　　　)位である．

・悪性腫瘍での死亡は約37万人／年間である．これは総死亡数の約29％を占める．

・がんの発生は❷(　　　)歳以後に多く，肉腫の発生は各年齢層にわたる．

3　腫瘍の発生因子

a．発生機序
　第1段階：初期(イニシエーション)
　　　↓　正常細胞ががんとして，❶(　　　　)性，自律性の性格を獲得し，がん化の固定が起こる．
　　　↓　❷(　　　　)の変化．
　第2段階：促進期(プロモーション)
　　　↓　がん細胞の増殖，腫瘤(かたまり，しこり)の形成．
　第3段階：進行期(プログレッション)
　　　　　増殖と発育の進行．より悪性へと❸(　　　　)する．

解答　1　❶無秩序　❷過剰　❸自律
　　　2　❶1　❷50
　　　3　a　❶不可逆　❷DNA　❸進行

SIDE MEMO

▶パピローマウイルス
　乳頭腫ウイルスともいわれ，パポバウイルス科に属する．良性腫瘍をつくるウイルスである．

▶成人T細胞白血病
　成人T細胞白血病ウイルスにより発病する白血病で，白血病となったT細胞は花弁状に変形し，免疫不全を起こす．皮膚病変の他，肺，消化管，骨病変を認め，高カルシウム血症をきたし，1年以内に死亡することが多い．

▶EBウイルス
　ヘルペスウイルス群に属する．伝染性単核症の原因ウイルスである．

▶バーキットリンパ腫
　アフリカ先住民に多発する悪性リンパ腫．EBウイルスに関連しており，腹部，卵巣病変を示す．

▶フィラデルフィア染色体
　22番染色体の一つの長腕に部分的欠失があり，その欠失した部分が9番染色体の長腕末端部に転座している異常な染色体のこと．

b. 外因
　❹（　　　　）的因子：機械的刺激→舌がん
　　　　　　　　　　　　　放射線刺激→❺（　　　　）
　　　　　　　　　　　　　紫外線刺激→皮膚がん
　❻（　　　　）的因子：（発がん性化学物質）コールタール
　　　　　　　　　　　　　→皮膚がん
　❼（　　　　）的因子：パピローマウイルス→子宮頸がん
　　　　　　　　　　　　　成人T細胞白血病ウイルス
　　　　　　　　　　　　　　→成人T細胞白血病
　　　　　　　　　　　　　EBウイルス
　　　　　　　　　　　　　　→バーキットリンパ腫，鼻咽頭がん
　環境因子：タバコ→❽（　　　　）がん
　　　　　　高濃度アルコール飲酒→❾（　　　　）がん

c. 内因
　素因：❿（　　　　）：日本人→⓫（　　　　）がんが多い．
　　　　　　　　　　　　欧米人→⓬（　　　　）がん，前立腺がんが多い．
　　　⓭（　　　　）：男性→胃がん，肺がんが多い．
　　　　　　　　　　　女性→乳がん，大腸がんが多い．
　　　⓮（　　　　）：がんの発生→⓯（　　　　）歳以降に多い．
　　　　　　　　　　　肉腫の発生→各年齢層にわたる．
　遺伝：常染色体優性遺伝→⓰（　　　　　　　　）病
　　　　　　　　　　　　　　（神経線維腫症1型）
　　　　フィラデルフィア染色体→慢性骨髄性白血病

④　腫瘍の形態

外観：❶（　　　　）状，いぼ状，きのこ状，❷（　　　　）状，
　　　カリフラワー状，噴火口状
色調：淡灰白色が多い．
硬さ：間質（結合組織や血管）が多いもの→❸（　　　　）い．
　　　間質（結合組織や血管）が少ないもの→❹（　　　　）い．

解答　③b　❹物理　❺白血病　❻化学　❼生物学　❽肺　❾食道　c ❿人種　⓫胃　⓬乳　⓭性別　⓮年齢　⓯50　⓰レックリングハウゼン
④ ❶隆起　❷ポリープ（❶，❷順不同）　❸硬　❹軟らか

5 腫瘍の分類

a. 生物学的, 臨床的分類

❶(　　)性腫瘍：腫瘍による宿主の被害が❷(　　)的で, 生命の危険が少ないもの. 腫瘤をつくるが組織を破壊しない, 転移❸(　　)もの.
周辺正常組織を圧排し, ❹(　　)して発育し, 正常組織と明確に区別可能. 摘出が容易で摘出すれば治癒できる.

❹性発育
↓
周囲の正常組織を押しのけながら増殖する

❺(　　)性腫瘍：腫瘍による宿主の被害が著しく, 死に至らしめるもの.
組織に浸潤, 破壊し, 転移❻(　　)もの.
膨張性発育, ❼(　　)性発育であり, 摘出が困難.
転移を起こすため, 生命に対する危険が❽(　　)い.

❼性発育
↓
周囲の正常組織を破壊しながら腫瘍細胞が侵入していく

解答 5 a ❶良 ❷局所 ❸しない ❹膨張 ❺悪 ❻する ❼浸潤 ❽大き

SIDE MEMO

▶実質と間質

腫瘍組織では腫瘍細胞を(腫瘍)実質と呼び,血管や結合組織を(腫瘍)間質と呼ぶ.

b. 組織学的分類(腫瘍が発生した母組織による分類)

❾(　　　)性腫瘍:上皮性細胞由来の腫瘍.実質(腫瘍細胞)と間質との境界が❿(　　　)に区別される.
扁平上皮,腺上皮,移行上皮など.

⓫(　　　)性腫瘍:本来,間質となるべき細胞由来のがん巣が腫瘍化したもの.
実質と間質との境界が⓬(　　　)である.

1) 間質との関係

⓭(　　　)腫(間質に包まれる=⓮(　　　)状構造)
⓯(　　　)腫(間質と入り混じり⓮状構造をつくらない)

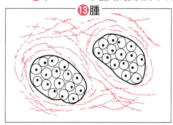
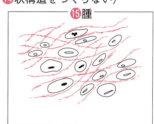

2) がん実質の形態的分化

単純がん(未分化がん)　⓰(　　　)がん　　移行上皮がん　　扁平上皮がん

▶髄様がん,硬性がん

実質(腫瘍細胞)が多く,間質(腫瘍細胞を取り囲む結合組織や血管)が少ないものを髄様がん,がん細胞がバラバラで間質の著しく多いものを硬性がん,その中間のものを中間型という.

3) がん実質と間質との量的比率

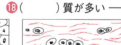

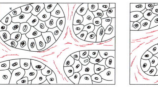
⓱(　　　)質が多い

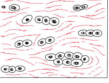
⓲(　　　)質が多い

がん腫の組織像

(澤井・他[1])

解答 ⑤b ❾上皮 ❿明瞭(明らか) ⓫非上皮 ⓬不明瞭 ⓭がん ⓮胞巣 ⓯肉 ⓰腺 ⓱(がん)実 ⓲間

演習問題

1. 良性腫瘍と比較した悪性腫瘍の特徴はどれか．（51-76）
    1. 出血壊死が少ない．
    2. 細胞の分化度が高い．
    3. クロマチンが増加する．
    4. 膨張性発育がみられる．
    5. 細胞質に対して核の占める割合が小さい．

2. 扁平上皮癌の特徴はどれか．（50-75）
    1. 粘液を産生する．
    2. 神経組織に由来する．
    3. 複数の胚葉成分を含む．
    4. 細胞は相互に結合している．
    5. 細胞間に間質成分がみられる．

3. 良性腫瘍と比較した悪性腫瘍の特徴はどれか．（49-76）
    1. 異型性が低い．
    2. 播種がみられる．
    3. 細胞の分化度が高い．
    4. 圧排性の発育形式をとる．
    5. 周囲との境界が明瞭である．

4. 良性腫瘍と比較した悪性腫瘍の特徴はどれか．**2つ選べ**．（45-78）
    1. 出血壊死が少ない．
    2. 増殖の速度が遅い．
    3. 細胞の分化度が低い．
    4. 細胞の核分裂が少ない．
    5. 周囲との境界が不明瞭である．

5. 悪性腫瘍の特徴で誤っているのはどれか．（42-53）
    1. 転移が多い．
    2. 再発率が高い．
    3. 細胞の異型性が強い．
    4. 浸潤性に発育する．
    5. 細胞の分化度が高い．

2 腫瘍の各論

1 腫瘍の各組織型

a. ❶（　　　）性 ❷（　　　）性腫瘍

　1）乳頭腫 → 被覆上皮から発生（皮膚，口腔など）

（円柱上皮性）乳頭腫　　芯となる線維組織　　（扁平上皮性）乳頭腫　過形成を示す扁平上皮

円柱～線毛上皮（鼻腔，❸（　　），腸など）　移行上皮　❹（　　），尿路　重層扁平上皮（口腔，咽頭，❺（　　），皮膚，子宮腟部など）

被覆上皮（母地の上皮による）

乳頭腫の形状図

（畠山[2]，澤井・他[3]，一部改変）

解答　① a ❶良　❷上皮　❸胃　❹膀胱　❺食道

SIDE MEMO

2) 腺腫→腺上皮から発生（乳腺，唾液腺，胃など）

腺腫の組織像

		外分泌腺		内分泌腺	
正常の腺組織としての母組織		管状腺　胞状腺	❻(　　)状腺	❼(　　)状構造	索状構造
腺腫の各型	母組織を模倣	管状腺腫	腺房状腺腫	濾胞状腺腫	索状腺腫
	修飾変形		❽(　　)腺腫（管状および濾胞状腺腫の変形）		
		❾(　　)腺腫（粘膜表面から突出）			

(澤井・他[4])

b. ❿(　　)性⓫(　　)性腫瘍：上皮以外のあらゆる組織に由来．線維腫，軟骨腫，骨腫，平滑筋腫，横紋筋腫，血管腫，リンパ管腫など．

解答 ① ❻腺房　❼濾胞　❽乳頭　❾絨毛　b ❿良　⓫非上皮

SIDE MEMO

▶化生
 形態および機能的に成熟分化(発達)した組織が他の成熟した組織に変化すること.

▶メラノサイト
 メラニン産生細胞をメラノサイトという.

▶色素母斑
 メラノサイトが局所に集まった先天性組織奇形の色素斑が黒子(ほくろ)であり,それが腫瘍化したものが色素母斑である.

▶悪性黒色腫
 単に黒色腫(メラノーマ)ともいう.褐色ないし黒色の平坦あるいは隆起性の腫瘍.

c. ⑫(　　　)性⑬(　　　)性腫瘍(がん腫)
 扁平上皮がんは,被覆上皮⑭(　　　),口腔など)から発生する.

── 上皮性腫瘍の進行図 ──
 (1) 正常の扁平上皮

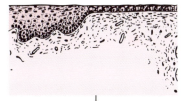

 (2) 扁平上皮の⑮(　　　):⑮細胞が重層化し分化する.

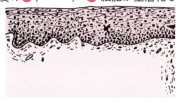

 (3) 扁平上皮の⑯(　　　):上皮が肥厚する.

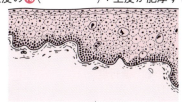

 (4) 扁平上皮のがん化:⑰(　　　)ながん細胞が不規則に充満する.

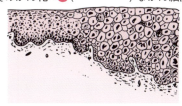

(P.S. Macfarlane・他,一部改変[5])

・腺がんは,腺上皮(唾液腺,⑱(　　　),膵臓,肺など)から発生する.
・未分化がんは,悪性度が高く,どれにも類似しない.

d. ⑲(　　　)性⑳(　　　)性腫瘍(肉腫)
・上皮以外の細胞に由来する悪性腫瘍
・線維肉腫,軟骨肉腫,㉑(　　　),血管肉腫,脂肪肉腫など

e. 特殊な腫瘍:造血組織,神経組織,メラニン形成細胞の腫瘍
・造血組織由来腫瘍→㉒(　　　),骨髄腫,悪性リンパ腫
・神経組織由来腫瘍→神経鞘腫,神経線維腫
・メラニン産生組織由来腫瘍→㉓(　　　)(良性),悪性黒色腫

解答 1 c ⑫悪 ⑬上皮 ⑭皮膚 ⑮化生 ⑯異形成 ⑰未分化 ⑱乳腺
 d ⑲悪 ⑳非上皮 ㉑骨肉腫 e ㉒白血病 ㉓色素母斑

SIDE MEMO

▶血行性転移が最も多い臓器は肝臓と肺
・門脈領域のがん
　→肝臓へ転移
・上下各静脈領域のがん
　→肺へ転移

▶血行性転移を起こしやすいがん
　腎がん，前立腺がん，絨毛がん，骨肉腫

▶がん性リンパ管炎
　リンパ行性転移のうち臓器のリンパ管内にがん細胞が増殖した場合をいう．

▶ウィルヒョウ転移
　消化器がんが左鎖骨上窩の静脈角のリンパ節に転移した場合をいう．

▶クルーケンベルグ腫瘍
　胃腸管，胆嚢，膵臓，乳腺がんが卵巣に転移して，腫瘤を形成したもの．
　胃の印環細胞がんの転移したものが最も多い．

▶シュニッツラー転移
　腹腔臓器のがんが直腸膀胱窩（ダグラス窩）に播種性転移を起こしたもので，直腸指診により硬い索状物として触れる．

2 悪性腫瘍の転移と進行度

a. 転移（広がり方）の種類

❶（　　　　　）性転移：リンパ流による遠隔地への転移．
　　　　例）乳がんの同側腋窩部リンパ節への転移 ウィルヒョウ転移など．

❷（　　　　　）性転移：血流（経静脈性）による遠隔地への転移．
　　　　例）胃がんや大腸がんが肺や肝臓へ転移するクルーケンベルグ腫瘍など．

❸（　　　　　）性転移：腫瘍細胞が体腔内に種をまくように広がる転移．
　　　　例）胃がん，大腸がんが腹腔内へ播腫し，がん性腹膜炎を起こす．シュニッツラー転移など．

❹（　　　　　）性転移：腫瘍細胞の接触による転移．

❺（　　　　　）性転移：腫瘍細胞が気管内や尿路管内を通って転移し，管壁に付着して発育したもの．
　　　　例）舌がん，歯肉がん→肺がんへ
　　　　　　腎臓がん→膀胱がんへ

b. 進行度

進行度	進行図
Ⅰ	粘膜内にとどまる
Ⅱ	粘膜筋板～❻（　　　）に深達
Ⅲ	筋層まで深達
Ⅳ	筋層をすべて❼（　　　）する

（畠山，改変[6]）

解答　2 a ❶リンパ行　❷血行　❸播種　❹接触　❺管内　b ❻粘膜下層　❼破壊

SIDE MEMO

1) ❽(　　　)的進行度：TNM分類
   ・T (tumor)：原発部位の腫瘍の大きさ，周囲組織への浸潤度
   　　　　　　　(T0〜T4)
   ・N (node)：リンパ節への転移の程度 (N0〜N3)
   ・M (metastasis)：遠隔地への転移の有無
   　　　　　　　　(M0：遠隔転移無，M1：遠隔転移有)

2) ❾(　　　)的進行度
   ・ラテントがん：死後の❿(　　　)学的検査で発見されたもの．
   ・オカルトがん：転移はあるが⓫(　　　)が見つからず，後に組織学的検査で発見されたもの．
   ・早期がん：一般に，がんが小さく⓬(　　　)が認められず，治療により長期治癒が期待できるもの．
   ・⓭(　　　)がん：原発巣周囲への浸潤破壊の程度が大きく，転移が広範で，長期生存の望みが少ないもの．
   ・末期がん：宿主の⓮(　　　)が数週〜数カ月後に迫った状態のもの．⓯(　　　)を起こす．

3) 多重がん
   同時期，異なる時期にかかわらず同一個体内に⓰(　　　)種以上の⓱(　　　)がんが発生すること．
   ・⓲(　　　)がん→同一個体内に，または複数の臓器に同種または異種の2個以上のがんが発生すること．
   ・⓳(　　　)がん→同一個体内の異なる⓰つ以上の臓器に⓴(　　　)種のがんが発生すること．

▶悪液質
　カヘキシーのこと．痩せ，貧血，脱力，食欲不振，低蛋白血症，浮腫，脱水などの諸症状．

解答　2　❽全身　❾局所　❿組織　⓫原発巣　⓬転移　⓭進行　⓮死　⓯悪液質　⓰2　⓱原発　⓲多発　⓳重複　⓴異

演習問題

1. 病理学的な悪性度が最も高いのはどれか．（52-75）
   1. 海綿状血管腫
   2. 下垂体腺腫
   3. 神経膠芽腫
   4. 神経鞘腫
   5. 髄膜腫

2. 小脳橋角部腫瘍で最も多いのはどれか．（49-AM77）
   1. 髄膜腫
   2. 下垂体腺腫
   3. 視神経膠腫
   4. 聴神経腫瘍
   5. 頭蓋咽頭腫

3. 多発性骨髄腫に特徴的でないのはどれか．（47-77）
   1. 貧　血
   2. 腎障害
   3. 易感染性
   4. 病的骨折
   5. 低カルシウム血症

4. 原発性脳腫瘍で最も予後が悪いのはどれか．（46-PM76）
   1. 膠芽腫
   2. 上衣腫
   3. 下垂体腺腫
   4. 星状細胞腫
   5. 乏突起膠腫

5. 病理学的な悪性度が最も高いのはどれか．（44-55）
   1. 髄膜腫　　　2. 血管芽腫　　　3. 神経鞘腫
   4. 神経膠芽腫　5. 下垂体腺腫

6. 頭蓋内腫瘍で浸潤性に発育するのはどれか．（43-54）
   1. 神経膠芽腫　2. 髄膜腫　　　　3. 聴神経鞘腫
   4. 下垂体腺腫　5. 脂肪腫

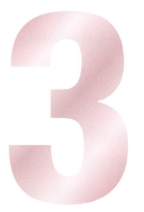

第3章　炎症と感染症

1. 炎　症……20
2. 感染症……26

1 炎 症

SIDE MEMO

▶炎症の徴候について
- 古典的，肉眼的な炎症の4（5）徴候
  ① 発赤
  ② 腫脹
  ③ 熱感
  ④ 疼痛
  ⑤ 機能障害

- 組織学的な炎症の3徴候
  ① 充血
  ② 滲出
  ③ 白血球の遊出

1 炎症の定義

原因となる有害な刺激（感染，毒，熱，外傷など）に対する❶（　　　　　）．

- 炎症反応：❷（　　　　）刺激に対する❸（　　　　）反応に始まり，臓器組織の❹（　　　　）までに至る一連の❺（　　　　）反応の過程．

- 炎症の4徴候と5徴候

  4徴候
  ❻（　　　）・❼（　　　）・❽（　　　）・❾（　　　）・❿（　　　）障害
  5徴候

2 炎症の原因

原因による3つの分類

a. ❶（　　　　）学的因子（病原体）

病原体・❷（　　　）	主 な 疾 患
❸（　　　）	インフルエンザ，麻疹，風疹，ポリオ，ウイルス性肝炎，流行性耳下腺炎（おたふくかぜ），日本脳炎，エイズ（AIDS）
リケッチア	❹（　　　）チフス，ツツガムシ病
クラミジア	❺（　　　）病，鼠径リンパ肉芽腫，トラコーマ
細　菌	❻（　　　）チフス，細菌性赤痢，結核，コレラ，ペスト，百日せき，破傷風，淋病，ジフテリア
❼（　　　）	梅毒，回帰熱
真　菌	❽（　　　）症，クリプトコッカス症，アスペルギルス症
❾（　　）虫	マラリア，アメーバ赤痢，トキソプラズマ症，カリニ肺炎，トリコモナス症
❿（　　）虫	回虫症，フィラリア症，日本住血吸虫症

解答 1 ❶生体防御反応　❷傷害　❸血管　❹修復　❺防衛　❻発赤　❼腫脹　❽熱感　❾疼痛（❻〜❾順不同）　❿機能
2 a ❶生物学　❷微生物　❸ウイルス　❹発疹　❺オウム　❻腸　❼スピロヘータ　❽カンジダ　❾原　❿寄生

SIDE MEMO

▶滲出
　炎症の際に血液成分が血管外に出ることを滲出という．

▶壊死性炎と壊疽性炎
〈壊死性炎〉
　組織の壊死が特に顕著な炎症性の病変で，粘膜に好発する．代表疾患は，劇症肝炎やアメーバ赤痢など．
〈壊疽性炎〉
　壊死性炎や化膿性炎に腐敗菌の感染が重なった炎症性の病変．病変部位は汚染されており，悪臭を放つ．代表疾患は，肺壊疽，口峡炎，水がんなど．

b. ⓫（　　　）的因子
　機械的外力，電気，放射線，紫外線，高温・低温など，ある一定以上の刺激．

c. ⓬（　　　）的因子
　化学物質による障害であり，酸・アルカリによる腐食，重金属や有機溶剤による中毒，生体内でつくられる胆汁・尿など．

③　炎症の分類

1. 炎症経過による分類
1) ❶（　　　）性炎症
　臨床的に3～4週間の経過で早期に終息する炎症．
　病理学的に❷（　　　）障害と❸（　　　）が強くみられる．
　❶性炎症から❹（　　　）性炎症に移行することもある．
2) ❺（　　　）性炎症
　急性炎症ほどの反応の強さはないが，急性期の症状をもち，持続する炎症．
3) ❹性炎症
　組織障害が約❻（　　　）週間以上の長期にわたる炎症．
　原因となる病原体の処理が難しい場合に，終息が❼（　　　）する炎症．
　病理学的に組織細胞や線維の❽（　　　）が著しい．

2. 炎症の組織変化による分類
1) 滲出性炎（血管性炎症）
　a) 漿液性炎　　b) 線維素性炎　　c) 化膿性炎
　d) 出血性炎　　e) 壊死性炎　　　f) 壊疽性炎
2) 増殖性炎
　a) 急性増殖性炎　　b) 慢性増殖性炎
　c) 肉芽腫性炎（特異性炎，アレルギー性増殖炎）

解答　② b ⓫物理　c ⓬化学
　　　③ ❶急　❷循環　❸滲出　❹慢　❺亜急　❻4　❼遅延　❽増殖

SIDE MEMO

▶炎症の5主徴
1　発熱
2　発赤
3　腫脹
4　疼痛
5　機能障害

　これは，急性炎症の特徴的症状である．慢性炎症は，炎症が長期間（数週～数年）持続するため，炎症の5主徴は消失し，組織は線維化を起こす．

▶血管浸透性
　血管内の血液成分（血球や血漿）が血管壁を通り抜ける性質のこと．

4 急性炎症と慢性炎症の比較

	急性炎症	慢性炎症
期　間	短期間（日）	長期間（約4週～）
発　症	急激	潜行性
生体反応	非特異的	非特異的，特異的（免疫誘導）
浸潤細胞	❶（　　　　）球 マクロファージ	❷（　　　　）球 マクロファージ 線維芽細胞，形質細胞
血管変化	急性血管拡張 透過性❸（　　　　）	血管新生 （肉芽組織形成）
滲出，浮腫	＋	－
炎症の5主徴	＋	－
壊　死	－（通常），＋（化膿性炎）	＋～－
線維化	－	＋（組織構築改変）

5 炎症反応の発生過程

①細胞・組織の傷害
　→傷害を受けた細胞（肥満細胞）や血小板などから❶（　　　　）やロイコトリエンなどの種々の血管拡張性物質が❷（　　　　）され，炎症を引き起こす．

②局所の循環障害
　→一過性の細動脈の❸（　　　　）が起こり，組織は❹（　　　　）状態となる．
　→血管は種々の血管拡張性物質（ヒスタミンやロイコトリエンなど）の作用を受け，毛細血管や細❺（　　　　）が拡張し，❻（　　　　）する．

③滲　出
　　充血により血管透過性が❼（　　　　）し，血管外に血液成分が漏れ出る．
　→化学伝達物質の働きにより，❽（　　　　）などの急性炎症細胞が炎症局所に集まる．

④細胞・組織の増殖
　　急性炎症反応の終息により，組織欠損部位の再生と❾（　　　　）の過程が開始される．❿（　　　　）球や⓫（　　　　）などの慢性炎症細胞，および線維芽細胞が出現する．
　　⓬（　　　　）組織の形成，⓭（　　　　）組織へ移行する．

解答　4　❶好中　❷リンパ　❸亢進
　　　　　5　❶ヒスタミン　❷放出　❸収縮　❹虚血　❺静脈　❻充血　❼亢進　❽好中球
　　　　　❾修復　❿リンパ　⓫マクロファージ（❿，⓫順不同）　⓬肉芽　⓭瘢痕

SIDE MEMO

6 炎症に関与する細胞

血管系細胞：炎症により血管内から血管外に滲出したもの．

間葉系細胞：炎症巣の組織の骨組みをつくるもの．

血管系細胞	白血球 ・顆粒球（❶（　　　　）球・好酸球・好塩基球） ・❷（　　　　　　）球 ・❸（　　　　　）球…貪食能があり，血管外へ出てマクロファージとなる． 血小板
間葉系細胞	❹（　　　　　　　）細胞 血管内皮細胞 単球食細胞系（MPS）細胞 （組織球・組織在住性マクロファージ）肥満細胞 樹状細胞

7 炎症の種類

a. 炎症の組織変化による分類

❶（　）性炎症	滲出物の種類から 　a. 漿液性炎 　b. 線維素性炎 　c. 化膿性炎 　d. 出血性炎 　e. 壊死性炎および壊疽性炎 増殖反応を加えると 　f. 急性増殖性炎
❷（　）性炎症	増殖性炎が特徴であり，増殖する構成細胞の種類から 　g. 慢性増殖性炎 　h. 肉芽腫性炎

解答　6 ❶好中　❷リンパ　❸単　❹線維芽
　　　7 a ❶急　❷慢

SIDE MEMO

▶析出
溶液または溶媒状態から結晶が分離して出てくること．

▶全身性炎症反応症候群（SIRS）
体外からの侵襲に対する全身性生体反応．サイトカインが過剰に産出する．

▶溶血
赤血球が崩壊し，内部のヘモグロビンが溶出した状態．

b. 炎症の種類とその特徴

炎症の型	特徴	主な疾患
漿液性炎	❸（　　　　）成分の滲出	アレルギー性鼻炎，水疱
線維素性炎	❹（　　　　）の析出	ジフテリア，大葉性肺炎
化膿性炎	好中球と壊死細胞を含む膿性滲出物	❺（　　　　）炎 蓄膿症
出血性炎	出血	❻（　　　　）肺炎
壊死性炎	局所の組織障害 ❼（　　　）に好発	劇症肝炎，アメーバ赤痢
壊疽性炎	❽（　　　　）菌の重複感染 悪臭，病変部が汚い	肺壊疽，壊疽性虫垂炎
急性増殖性炎	急性炎症の過程で増殖反応が高く，滲出反応に組織細胞の増殖追加	❾（　　　　）感染症 腸チフス，糸球体腎炎
慢性増殖性炎	❿（　　　　）組織の形成	肝硬変，肺線維症
肉芽腫性炎	肉芽腫の形成	結核，⓫（　　　　）病 梅毒，サルコイドーシス

8 炎症の全身への影響

・発熱→頻呼吸，心拍数❶（　　　），発汗など
・血液の変化→❷（　　　）球の増加
　　　　　　（腸チフス，ウイルス感染症の場合は❷球減少），
　　　血沈❸（　　　），❹（　　　）血，溶血，CRP
　　　❶など
・抗体の産生→細菌やウイルスなどの抗原性を有する物質の侵入では，免疫系が作動．→❺（　　　）球から抗体の産出

解答　⑺ b　❸血清　❹フィブリン　❺蜂窩織　❻インフルエンザ　❼粘膜　❽腐敗
　　　　❾ウイルス　❿肉芽　⓫ハンセン
　　　⑻ ❶増加　❷白血　❸亢進　❹貧　❺リンパ

演習問題

1. 急性炎症と比較した場合の慢性炎症の特徴はどれか．（52-76）
   1. 血管内皮細胞の損傷
   2. 血漿蛋白の滲出
   3. 好中球の集積
   4. サイトカインの分泌
   5. 組織の線維化

2. 急性炎症の初期にみられるのはどれか．（51-PM75）
   1. 乾酪化
   2. 線維化
   3. 血管新生
   4. 好中球遊走
   5. 肉芽組織形成

3. 急性炎症の初期にみられないのはどれか．（47-76）
   1. 発　赤
   2. 腫　脹
   3. 疼　痛
   4. 熱　感
   5. 拘　縮

4. 細菌感染による急性炎症反応で増加するのはどれか．2つ選べ．（45-77）
   1. 肉芽腫
   2. 好中球
   3. 網状赤血球
   4. ヘモグロビン
   5. プロスタグランジン

5. 炎症の仲介物質の作用で正しい組み合わせはどれか．（44-54）
   1. ヒスタミン ──────── 血管透過性の亢進
   2. セロトニン ──────── 発　熱
   3. ブラジキニン ──────── マクロファージの活性化
   4. ロイコトリエン ──────── 疼痛作用
   5. プロスタグランジン ──────── 白血球の活性化

6. 急性炎症と比較したとき，慢性炎症の特徴で正しいのはどれか．2つ選べ．（42-52）
   1. 血漿蛋白の浸出
   2. 血管内皮細胞の損傷
   3. 好中球の集積
   4. 組織の線維化
   5. 血管の増殖

7. 局所の急性炎症の反応過程で誤っているのはどれか．（39-40）
   1. 組織の壊死
   2. 毛細血管透過性の亢進
   3. 好中球の集合
   4. マクロファージの出現
   5. 肉芽の形成

2 感染症

SIDE MEMO

▶感染症
平成11年(1999年)4月1日,「感染症の予防及び感染症の患者に対する医療に関する法律」が施行され,「伝染病予防法」・「性病予防法」・「後天性免疫不全症候群の予防法」が廃止された.これによって「伝染病」の名称が「感染症」へ改変されることになった.

▶感染症の現状
（WHO 1996年報告）
・エイズ
　　感染2,400万人/年
　　死亡400万人/年
・劇症下痢
　　死亡300万人/年
・結核
　　死亡300万人/年
・マラリア
　　感染5億人/年
　　死亡200万人/年
・ウイルス性肝炎
　　キャリア4億5千万人（全世界で）

▶感染症の分類について
1類,2類,3類および新感染症の患者と保菌者は診断後直ちに知事に届け出る.また5類と4類のうち,エイズ・梅毒・マラリアそのほか厚生労働省令で定めるものは,診断確定7日以内に知事に届け出る.

1 感染症の分類

1類感染症	エボラ出血熱,クリミア・コンゴ出血熱,ペスト,マールブルグ病,ラッサ熱	
2類感染症	ポリオ,コレラ,細菌性赤痢,ジフテリア,腸チフス,パラチフス	
3類感染症	腸管出血性大腸菌感染症	
4類感染症	インフルエンザ,ウイルス性肝炎,黄熱,Q熱,狂犬病,性クラミジア症,クリプトスポリジウム症,後天性免疫不全症候群(AIDS),梅毒,麻疹,マラリア,メチシリン耐性黄色ブドウ球菌症(MRSA),そのほか厚生労働省令で定めた既知の感染症	
5類感染症	国が発生動向調査を行い,その結果等に基づいて必要な情報を一般国民や医療関係者に提供・公開していくことによって,発生・拡大を予防すべき感染症	感染症発生状況の収集,分析とその結果公開,提供
新型インフルエンザ等感染症	新型インフルエンザ	新型のウイルスを病原体とするインフルエンザ 全国的かつ急速なまん延により国民の生命および健康に重大な影響を与えるおそれがあると認められるもの	消毒
	再興型インフルエンザ	過去に世界規模で流行したインフルエンザその後流行することなく長期間が経過しているものが再興したもの 全国的かつ急速なまん延により国民の生命および健康に重大な影響を与えるおそれがあると認められるもの	
指定感染症	既知の感染症で,1～3類感染症以外の厚生労働省の指定する感染症	
新感染症	これまでに知られていない,ヒトからヒトに感染する重大な感染症	

（「感染症の予防及び感染症患者に対する医療に関する法律」による分類）

2 感染と発病

感染：異種生物が❶（　　　）の体表面に接着,またはその体内に❷（　　　）・定着・増殖すること.

発病：感染の結果,宿主の体内に異常が発生し,❸（　　　）状態となった場合.

解答　2　❶宿主　❷侵入　❸病的

SIDE MEMO

- ❹(不顕)性感染：臨床症状をほとんど呈さない感染. 後に抗体が証明されて確認される.
- ❺(顕)性感染：発病に至った感染.
- ❻(日和見)感染：正常な宿主では通常起こすことのない弱毒性微生物によって引き起こされる感染. 抵抗力の低下している宿主に感染し発病する.
- 感染後の発病の有無：生体の❼(抵抗)力と病原体の❽(感染)力との相互関係による.
- ❻感染が起こりやすい臓器：❾(肺), 尿路.

3 感染症の経路

a. 伝播経路（個体間）

経❶(気道)感染	飛沫（くしゃみ・咳）
経❷(口)感染	水, 食物, 糞便
❸(接触)感染	傷口
動物による❹(媒介)	昆虫, ダニ, ネズミ, イヌ, コウモリなど
性感染	精液, 血液など
医療行為・薬物乱用	輸血, 静脈内注射, 硬膜移植
❺(垂直)伝播	生殖細胞の感染, 経胎盤感染, 羊水感染, 産道感染

b. 侵入門戸

病原体が体内に❻(最初)に侵入する部位.

❼(消化管)粘膜	赤痢, コレラ, 腸チフス菌
❽(呼吸器)粘膜	インフルエンザウイルス, 麻疹ウイルス, 風疹ウイルス, 肺炎双球菌
❾(眼球)粘膜	トラコーマテイス, エンテロウイルス
皮膚・傷口	❿(連鎖)球菌, ブドウ球菌, 炭疽菌
泌尿器・生殖器	⓫(淋)菌, 梅毒トレポネーマ

c. 侵入局所病変と標的組織

- 侵入局所の病変が主体となるもの
  ⓬(ブドウ)球菌, ❿球菌, ⓫菌, インフルエンザウイルスなど
- 侵入局所以外の標的組織病変が主体となるもの

解答 ② ❹不顕 ❺顕 ❻日和見 ❼抵抗 ❽感染 ❾肺
③ a ❶気道 ❷口 ❸接触 ❹媒介 ❺垂直 b ❻最初 ❼消化管 ❽呼吸器 ❾眼球 ❿連鎖 ⓫淋 c ⓬ブドウ

SIDE MEMO

▶ **EB（エプスタイン・バー）ウイルス**

　DNAウイルス群に属する．伝染性単核球症（キス病）の病因．Bリンパ球に強い感染性をもつ．バーキットリンパ腫，上咽頭がんとの関係が濃厚である．

▶ **スピロヘータ**

　らせん状のグラム陰性菌の総称．自由生活菌．
①梅毒トレポネーマ→梅毒
②ボレリア→回帰熱
③レプトスピラ→ワイル病
など

▶ **その他の病原微生物による疾患**

①溶血性連鎖球菌感染症
　A群β溶血性連鎖球菌（溶連菌）による感染症．上気道粘膜より感染する．
②レジオネラ症
　内毒素性細菌の好気性グラム陰性桿菌による感染症．主に肺炎を起こす．
③病原性大腸菌感染症（O157）
　大腸菌（ベロ毒素産生）による感染症．
④巨細胞封入体症
　サイトメガロウイルス（DNAウイルス）
⑤亜急性硬化性全脳炎
　麻疹ウイルス（RNAウイルス）
⑥進行性多巣性白質脳症
　ポリオーマウイルス（RNAウイルス）

病 原 体	初感染組織	最終標的組織
痘瘡（天然痘ウイルス）	呼吸器粘膜	全身の❸（　　　），粘膜
ムンプス（おたふくかぜ）ウイルス	呼吸器粘膜	❹（　　　）腺，精巣
EBウイルス	呼吸器（上気道）	❺（　　　）節，脾臓
	粘膜	Bリンパ球
❻（　　　）ウイルス	咽頭・消化器粘膜	中枢神経運動ニューロン
狂犬病ウイルス	末梢神経線維	❼（　　　）神経，唾液腺上皮

d. 体内伝播経路

❽（　　　）的伝播	組織間隙を縫って伝播（連鎖球菌など）
❾（　　　）性伝播	呼吸器（気道），消化管，尿路，体腔を通って伝播
⓯行性伝播	リンパの流れを通って伝播，化膿性菌，結核
⓴（　　　）行性伝播	血液の流れを通って伝播，菌血症，ウイルス血症
その他の伝播	狂犬病ウイルスやヘルペスウイルスの場合，神経㉑（　　　）に添って伝播

4 病原微生物

病原微生物		主な疾患
❶（　　　）	外毒素	❷（　　　），細菌性食中毒
	内毒素	❸（　　　）チフス，ブドウ球菌感染症
ウイルス	DNAウイルス	❹（　　　）型肝炎，天然痘，単純ヘルペス，帯状疱疹，流行性角膜炎，子宮頸部がん
	RNAウイルス	急性脊髄前角炎（ポリオ），❺（　　　）型肝炎，❻（　　　）型肝炎，手足口病，心筋炎，流行性耳下腺炎，麻疹，風疹，成人T細胞白血病，エイズ（AIDS），日本脳炎
真菌（カビ）	表在性	皮膚真菌症（白癬，水虫）
	深在性（内臓真菌）	❼（　　　）症，クリプトコッカス症
❽（　　　）虫		アメーバ赤痢，マラリア，トキソプラズマ症，カリニ肺炎
❾（　　　）		❿（　　　）チフス，ツツガムシ病
マイコプラズマ		マイコプラズマ肺炎
⓫（　　　）		⓬（　　　）病，トラコーマ，鼠径リンパ肉芽腫
⓭（　　　）		⓮（　　　），回帰熱，ワイル病
⓯（　　　）虫		回虫症，フィラリア症，日本住血吸虫症

解答 ❸c ⓭皮膚 ⓮耳下 ⓯リンパ ⓰ポリオ ⓱中枢 d ⓲連続 ⓳管腔 ⓴血 ㉑軸索
④ ❶細菌 ❷コレラ ❸腸 ❹B ❺A ❻C（❺, ❻順不同） ❼カンジダ ❽原
❾リケッチア ❿発疹 ⓫クラミジア ⓬オウム ⓭スピロヘータ ⓮梅毒 ⓯寄生

演習問題

1. 病原体と主な感染経路の組合せで正しいのはどれか．（50-AM86）
    1. 結　核 ———— 経口感染
    2. MRSA ———— 接触感染
    3. 破傷風 ———— 媒介動物による感染
    4. A型肝炎 ———— 血液による感染
    5. 帯状疱疹 ———— 飛沫感染

2. HIV（ヒト免疫不全ウイルス）について誤っているのはどれか．（50-PM86）
    1. HIV感染によりニューモシスチス・カリニ肺炎の発症率が上昇する．
    2. AIDS（後天性免疫不全症候群）はHIV感染によって生じる．
    3. AIDS発症の抑制に有効な治療薬がある．
    4. HIVは喀痰から感染する危険が高い．
    5. HIVはTリンパ球を死滅させる．

3. 細菌感染によるのはどれか．（50-AM77）
    1. 梅　毒
    2. 痘　瘡
    3. 風　疹
    4. 猩紅熱
    5. トラコーマ

4. 溶連菌感染と関連のあるのはどれか．（49-PM93）
    1. 猩江熱
    2. ガス壊疽
    3. 帯状疱疹
    4. 手足口病
    5. 急性灰白髄炎

5. 飛沫感染するのはどれか．（49-78）
    1. MRSA（メチシリン耐性黄色ブドウ球菌）
    2. インフルエンザウイルス
    3. Clostridium difficile
    4. B型肝炎ウイルス
    5. 緑膿菌

6. ウイルス感染症に比べ細菌感染症に認められやすい特徴はどれか．（46-85）
   1. 高　熱
   2. 発　疹
   3. 蛋白尿
   4. 好中球増多
   5. 無痛性リンパ節腫脹

7. 誤っているのはどれか．（41-73）
   1. AIDS（後天性免疫不全症候群）はHIV（ヒト免疫不全ウイルス）感染によって生じる．
   2. HIVは喀痰から感染する危険が高い．
   3. HIVはTリンパ球を死滅させる．
   4. HIV感染による死因のほとんどは日和見感染症である．
   5. AIDS発症の抑制に有効な治療薬がある．

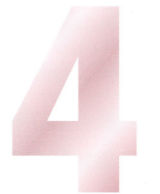

第4章 免 疫

1. 免 疫 …………………… 32
2. 免疫反応とその障害 …… 35
3. 移 植 …………………… 38

1 免疫

SIDE MEMO

▶免疫
a. 自然免疫
　非特異的防御機構．好中球やマクロファージなどの食細胞による貪食・排除など．
b. 獲得免疫
　特異的防御機構．体内でリンパ球などの連続反応により抗体ができ，外敵の2度目の侵入を防止する．

▶抗原
　生体に抗体反応を引き起こすことができるもの．

▶抗体
　抗原に反応して生体内で産生される糖蛋白質．Bリンパ球が分化して，形質細胞になり合成分泌される．

▶補体
　正常血清中に含まれる20種類以上の蛋白質群．抗原抗体複合体に結合すると活性化される．役割として，アレルギー反応，殺菌，細胞破壊がある．

1 免疫

免　疫：生体内に異物（❶（　　　））が現れたとき，「❷（　　　）己」と「❸（　　　）己」を識別して処理することにより，生体を❹（　　　）しようとする機能．

免疫応答：生体内に侵入した病原体を❷己として認識し，積極的に排除する仕組み．

a. 液性免疫
・抗体（液性抗体）による免疫．
・❺（　　　）リンパ球が分化し形質細胞となり，免疫グロブリン（液性免疫抗体）が合成分泌される．

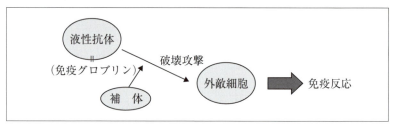

免疫グロブリン（Ig）の種類	
Ig❻（　　）	最も重要なIgで，血清中最も多量にある 主に形質細胞で産出される
Ig❼（　　）	分泌型Igとして重要 消化管や気道などの粘膜および乳汁内に分泌され，感染予防に働く
IgM	免疫反応で❽（　　　）に産生されるIg
IgD	血中にはほとんど存在しない．機能不明
Ig❾（　　）	肥満細胞と結合 抗原抗体反応により❿（　　　），セロトニンを放出する

b. 細胞性免疫
・⓫（　　　）球，⓬（　　　）などが直接抗原と接触することによって反応する免疫．

解答　1 a❶抗原　❷非自　❸自　❹防御　❺B　❻G　❼A
　　　❽最初　❾E　❿ヒスタミン　b⓫Tリンパ　⓬マクロファージ

2 免疫系の主要な臓器

中枢リンパ組織 (リンパ球の分化成熟場所)	末梢リンパ組織 (リンパ球の集まる場所)
❶(　　　)髄(Bリンパ球) ❷(　　　)腺(Tリンパ球)	❸(　　　)臓 リンパ節 皮膚・粘膜付属リンパ組織

3 免疫に関与する細胞

幹細胞	Tリンパ球とBリンパ球の原細胞
胸腺細胞	胸腺内にある未熟なTリンパ球 (成熟Tリンパ球に成長して胸腺から放出される)
Tリンパ球	抗体産生の❶(　　　)作用と❷(　　　)性免疫の効果作用をもつ ・❸(　　　)Tリンパ球(T_H):Bリンパ球の抗体産生誘導 ・❹(　　　)Tリンパ球(T_C):ウイルス感染細胞・腫瘍細胞の破壊 ・❺(　　　)Tリンパ球(T_S):免疫反応抑制 ・遅延型過敏症型Tリンパ球(T_D):サイトカイン放出
Bリンパ球	❻(　　　)性免疫の抗体産生の前駆細胞 活性化されると形質細胞になり,❼(　　　)(Ig)を産生
免疫芽細胞	抗原刺激により幼弱化した細胞.❽(　　　)リンパ球が多い
❾(　　　)細胞	Bリンパ球の最終分化した細胞.❼(Ig)を産生
ナチュラルキラー細胞 (NK細胞)	Tリンパ球,Bリンパ球に属さないリンパ球の一群で,大型顆粒リンパ球や末梢血リンパ球の10~15%を占める.原始的❿(　　　)機構に関与
マクロファージ	⓫(　　　)能を有する細胞.リンパ球への抗原提示細胞
樹状細胞	抗原提示細胞の一つ.リンパ節や脾臓に存在.貪食能なし ※抗原提示細胞:抗原を貪食して処理した後,細胞膜上に改めて抗原の断片を表示し,Tリンパ球に認識させる働きをもつ

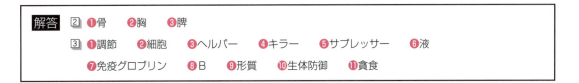

解答　2 ❶骨　❷胸　❸脾
　　　3 ❶調節　❷細胞　❸ヘルパー　❹キラー　❺サプレッサー　❻液
　　　　❼免疫グロブリン　❽B　❾形質　❿生体防御　⓫貪食

演習問題

1. 正しいのはどれか．(42-54)
    1. B細胞は細胞性免疫を担当する．
    2. T細胞はサイトカインを生産する．
    3. マクロファージはT細胞から分化する．
    4. 形質細胞は抗体が結合した物質を貪食する．
    5. ナチュラルキラー細胞は免疫グロブリンを産生する．

2. 免疫グロブリンについて誤っているのはどれか．(38-53)
    1. 抗体として働く．
    2. 複数のクラスに分けられる．
    3. 好中球から作られる．
    4. 胎盤通過性がある．
    5. アレルギー反応に関与する．

3. ヒトの免疫機構で正しいのはどれか．(37-53)
    1. ヘルパーTリンパ球は免疫反応の抑制に働く．
    2. キラーTリンパ球は他の免疫細胞を破壊する．
    3. マクロファージは貪食機能を持つ．
    4. Bリンパ球はヒスタミンを産生する．
    5. 好中球はサイトカインを産生する．

2 免疫反応とその障害

1 免疫応答

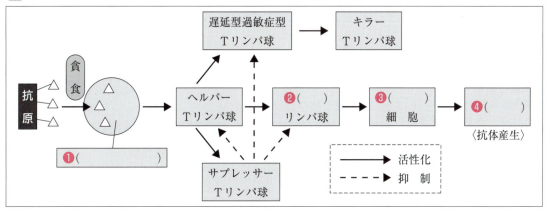

SIDE MEMO

▶免疫複合体
抗原と抗体が複合体をつくり，大きくなったもの．

▶アレルギー反応
免疫は身体に侵入したものや体内にできた異物を排除する働きをもち，身体を防衛する機能をもつが，過剰に反応して，かえって有害な作用を及ぼすことがある．これをアレルギー反応という．

2 アレルギー反応とアレルギー疾患
〈クームスの分類〉

アレルギーの型	関与する因子	主な疾患
Ⅰ型アレルギー 即時型　または ❶(　　　　　　)型	抗体：Ig ❷(　　) 肥満細胞 好塩基球	❸(　　　　)性皮膚炎， アレルギー性鼻炎， 気管支喘息，蕁麻疹
Ⅱ型アレルギー ❹(　　　　　　)型	抗体：IgG，IgM 補体 Tリンパ球	血液型不適合❺(　　　　)， 重症筋無力症，リウマチ熱， 新生児溶血性黄疸，橋本病
Ⅲ型アレルギー ❻(　　　　　　)型	免疫複合体	❼(　　　　)性糸球体腎炎， 膠原病（全身性エリテマトーデスなど）
Ⅳ型アレルギー ❽(　　　　　　)型	❾(　　　)リンパ球	❿(　　　　)性皮膚炎， ツベルクリン反応， 移植片の拒絶反応
Ⅴ型アレルギー ⓫(　　　　　　)型	抗体：IgG	⓬(　　　　　　)病

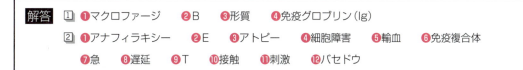

SIDE MEMO

▶自己免疫疾患
　免疫は非自己に対する物質への防衛反応であるが，ときに反応が自己に向かって自己の組織や細胞を破壊することがある．これを自己免疫疾患という．

▶皮膚筋炎
　多発性筋炎の筋症状に加えて，ゴットロン徴候や，ヘリオトロープ疹，関節伸側の落屑性紅斑などの皮膚症状を伴う．

▶多発性筋炎
　横紋筋に持続的な炎症を引き起こし，同部位の筋肉痛や筋力低下を起こす．患者の血清に抗 Jo-1 抗体をはじめ，多彩な自己抗体が検出される．

▶エイズ（AIDS）
　レトロウイルスの一種．ヒト免疫不全ウイルス（HIV）が血液や体液を介してヒトからヒトへと感染し，体内でヘルパーTリンパ球に感染，これを破壊し，免疫不全を呈する．

3 自己免疫疾患

a. 発生機序
　① ❶（　　　　）抗原の免疫系への接触
　② ❷（　　　　）己抗原の変性・修飾
　③ ❸（　　　　）己抗原との交差反応性
　④ 先天性 ❹（　　　　　　）Tリンパ球機能低下
　⑤ ❺（　　　　　）へ影響
　⑥ ❻（　　　　　）ホルモンへ影響

b. 分 類

❼（　　　　　　）的自己免疫疾患	❾（　　　　　　）性自己免疫疾患
❽（　　　　　）病，バセドウ病	全身性 ❿（　　　　）
糖尿病，アジソン病	強皮症，皮膚筋炎，多発性筋炎
重症筋無力症	関節リウマチ
多発性硬化症	結節性多発性動脈炎

4 免疫不全症候群

先天性	・抗体 ❶（　　　　）を主とするもの ・❷（　　　　）性免疫能力に欠陥 ・免疫系以外に特徴のある異常を示すもの
後天性	・❸（　　　　）（狭義の後天性免疫不全症候群） ・リンパ球の悪性疾患 ・❹（　　　　）性のもの：ステロイド薬の長期使用など ・その他（腎不全，低栄養状態，がん末期）

解答 ③ a ❶隔絶（離） ❷自 ❸非自 ❹サプレッサー ❺遺伝子 ❻性
　　　　b ❼臓器特異 ❽橋本 ❾全身 ❿エリテマトーデス
　　　④ ❶欠乏 ❷細胞 ❸エイズ（AIDS） ❹医原

演習問題

1. Ⅰ型アレルギーはどれか．（48-76）
    1. 自己免疫性溶血性貧血
    2. アナフィラキシー
    3. ツベルクリン反応
    4. ループス腎炎
    5. 重症筋無力症

2. IgEが関与しないのはどれか．（46-65）
    1. 気管支喘息
    2. ツベルクリン反応
    3. アトピー性皮膚炎
    4. アレルギー性鼻炎
    5. アナフィラキシーショック

3. 遅延型アレルギーで正しいのはどれか．2つ選べ．（43-53）
    1. 抗原抗体反応によって起こる．
    2. 抗原暴露後，発現までに1週間を要する．
    3. 主にBリンパ球が関与する．
    4. リンホカインで細胞集積が起こる．
    5. ツベルクリン皮内反応を起こす．

3 移植

SIDE MEMO

1 移植
❶（　　　）移植：自分自身の組織を自分の身体の他の部位へ移植すること．
❷（　　　）種移植：同種の他の個体からの組織を移植すること．
❸（　　　）種移植：異なった動物種からの組織を移植すること．

2 主要組織適合抗原（MHA）と主要組織適合複合体（MHC）

a. 主要組織適合抗原（MHA）
・各個人がもっている組織抗原
・❶（　　　）反応を引き起こし，移植片❷（　　　）時の抗原になる．
・HLA（ヒト白血球抗原）：ヒトの主要組織適合抗原
　クラス❸（　　　）抗原：移植片拒絶時の抗原
　クラス❹（　　　）抗原：免疫反応を司る遺伝子

b. 主要組織適合複合体（MHC）
主要組織適合抗原を支配する❺（　　　）群

3 移植片対宿主反応（GVH）
移植された❶（　　　）が臓器移植を受けた❷（　　　）を攻撃する反応．宿主の❸（　　　）力が低下しているときに起こる．

▶移植片
移植された組織のこと．

解答　1 ❶自家　❷同　❸異
　　　2 ❶免疫　❷拒絶　❸Ⅰ　❹Ⅱ　❺遺伝子
　　　3 ❶組織　❷宿主　❸免疫

演習問題

1. 輸血時に移植片対宿主病が起こる可能性が最も高いのはどれか．(51-AM75)
   1. 血小板濃厚液
   2. 新鮮血
   3. 新鮮冷凍血漿
   4. 赤血球濃厚液
   5. 保存液

2. 移植後の拒絶反応について正しいのはどれか．(49-PM77)
   1. 自家移植で生じる．
   2. T細胞が活性化される．
   3. Ⅰ型アレルギー反応である．
   4. 抗体が移植片の細胞を損傷する．
   5. 宿主と移植片のHLAが一致すると起こりやすい．

MEMO

第5章　循環障害

1. 血液循環とリンパ循環……42
2. 局所循環障害………………44
3. 全身循環障害………………50

1 血液循環とリンパ循環

SIDE MEMO

▶体液の体重に占める割合

体液（体重の60％）	細胞内液（40％）		
	細胞外液（20％）	間質液（15％）	
		血管内液（5％）	血漿（4％）
			リンパ・髄液（1％）

▶肺・肝臓
肺や肝臓は血管の二重支配を受けている．
肺：肺動脈（機能血管）
　　気管支動脈（栄養血管）
肝臓：門脈（機能血管）
　　　肝動脈（栄養血管）

1 体液循環

❶（　）循環	❷（　）心室→大動脈→全身の動脈→毛細血管→全身の静脈→上・下大静脈→❸（　）心房
❹（　）循環	❸心室→肺❺（　）脈→肺→肺❻（　）脈→❷心房
❼（　）循環	上・下腸間膜静脈，脾静脈→❼→小葉間静脈→中心静脈→肝❻脈→下大静脈
❽（　）循環	全身の間質液の一部が毛細リンパ管に入り心臓に戻るまでの一連の循環経路．両下肢＋下部両側体幹＋左上半身のリンパ液は❾（　）管を経て左鎖骨下リンパ本幹，左頸リンパ本幹とともに左静脈角へ，右上半身のリンパ液は❿（　）管を経て右静脈角へ入る

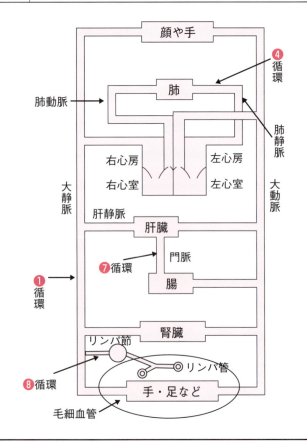

解答　1 ❶大（体）　❷左　❸右　❹小（肺）　❺動　❻静　❼門脈　❽リンパ　❾胸
　　　❿右リンパ本

演習問題

1. 上大静脈と下大静脈とを結ぶ静脈はどれか．（51-AM57）
   1. 奇静脈
   2. 腎静脈
   3. 脾静脈
   4. 鎖骨下静脈
   5. 上腸管膜静脈

2. リンパの流れについて正しいのはどれか．（46-AM57）
   1. 腸リンパ本幹は右リンパ本幹に注ぐ．
   2. 乳び槽は頭部のリンパを集める．
   3. 胸管は左鎖骨下静脈に注ぐ．
   4. 右上肢のリンパは胸管に注ぐ．
   5. 右下肢のリンパは右リンパ本幹に注ぐ．

3. 消化管，膵臓および脾臓からの血液を肝臓内に導く血管はどれか．（44-16）
   1. 門　脈
   2. 肝静脈
   3. 下大静脈
   4. 固有肝動脈
   5. 上腸間膜動脈

4. 腹大動脈から直接分岐する動脈で誤っているのはどれか．（36-7）
   1. 腎動脈
   2. 臍動脈
   3. 精巣動脈
   4. 下腸管膜動脈
   5. 下横隔動脈

2 局所循環障害

① 局所循環障害

種類		内容
血液循環障害	充血	局所的に拡張した❶(　　)脈内に血液量が増加した状態
	❷(　　)血	静脈血の流出が障害され，静脈血が局所にうっ滞する状態
	虚血	臓器または組織へ流入する❶脈血量が減少した状態
	❸(　　)血	血液の全成分が血管内膜の外に流出する状態
	❹(　　)栓症	生体の血管内で生じる血液凝固現象
	❺(　　)栓症	血栓の遊離異物が血管腔やリンパ管を閉塞した状態
	梗塞	終動脈や機能的終動脈の閉塞により，その末梢流域の組織が❻(　　)を起こした状態
リンパ循環障害	❼(　　)	血管から濾出した液体が，組織間隙や体腔内に過剰に貯留した状態

② 充血

種類	内容
❶(　　)性充血	運動時，骨格筋への多量の動脈血の流入
❷(　　)性充血	血管収縮神経の麻痺あるいは血管拡張神経の刺激による
❸(　　)性充血	温熱，紫外線，放射線などにより血管平滑筋が弛緩して生じる
❹(　　)性充血	炎症局所に生じる充血
その他の充血	反応性充血：動脈の一時的な遮断による充血 代償性充血：血流の遮断された周囲に生じる充血

SIDE MEMO

▶充血
局所的に拡張した動脈内に血液量が増加した状態．

解答　① ❶動　❷うっ　❸出　❹血　❺塞　❻壊死　❼浮腫
　　　② ❶機能（作業）　❷神経　❸筋　❹炎症

SIDE MEMO

▶うっ血
　静脈血の流出が障害され，静脈血が局所にうっ滞する状態．

▶虚血
　臓器または組織へ流入する動脈血量が減少した状態．

▶レイノー病
　左右対称に四肢末端動脈の血管収縮により，四肢末端の虚血，チアノーゼ，蒼白，温度低下，疼痛などを呈する疾患．

▶バージャー病
　（ビュルガー病）
　30～40歳代の男性の四肢，特に下肢に好発する原因不明の末梢動脈の閉塞性動脈疾患．静脈側に及ぶこともある．
　間欠性跛行，皮膚の難治性潰瘍などを呈す．

▶高安病
　若い女性に好発．原因不明．総頸動脈や鎖骨下動脈壁の肥厚，内腔狭窄が起こる．上肢の脈が触れなくなる，血圧の左右差が生じるなどの症状がある．

---

③ うっ血

a. うっ血の種類

種類	内容
❶（　　　）性うっ血	静脈血栓，腫瘍の浸潤による静脈内腔の閉塞，妊娠子宮による静脈の外側からの圧迫などによるうっ血
❷（　　　）性うっ血	心臓に障害を生じることによるうっ血

b. うっ血による変化

・チアノーゼ：うっ血初期に❸（　　　）色を呈する．
　　　　　　　❹（　　　），口唇，爪にみられる．
　　　　　　　血液中の還元ヘモグロビンの絶対量の増加．

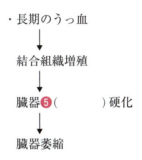

・長期のうっ血
　↓
　結合組織増殖
　↓
　臓器❺（　　　）硬化
　↓
　臓器萎縮

④ 虚血

種類	原因	疾病
❶（　　　）性 （神経性）虚血	血管の過剰な収縮による	❷（　　　）病
閉塞性虚血	動脈内腔の❸（　　　），閉塞	❹（　　　）梗塞，脳梗塞
	動脈壁の❺（　　　），内腔狭窄	バージャー病，高安病
圧迫性虚血	血管が周囲から圧迫される	❻（　　　）

解答　③ a ❶局所　❷全身　b ❸青紫　❹皮膚　❺褐色
　　　④ ❶収縮　❷レイノー　❸狭窄　❹心筋　❺肥厚　❻褥瘡

SIDE MEMO

▶出血の全身への影響

全血液量の約1/3が失われると死亡する．出血が急激で多量の場合，血圧の低下が起こり，ショックとなって死亡することもある．脳出血は少量でも脳周囲組織を圧迫するため重篤な結果になる．

▶血栓症

生体の血管内で生じる血液凝固現象．

▶播種性血管内凝固症候群（DIC）

血液凝固因子活性化物質が多量に血管内に出現し，全身の小血管内で多発性に小血栓（フィブリン血栓）が形成される病態．がん，急性前骨髄性白血病，重篤な細菌感染，早期胎盤剥離，外傷などにより起こる．

5 出血

a. 出血の分類

分類	原因		疾病
❶（　）性出血	血管壁が破れて出血する	外傷性出血	外傷
		❷（　）性出血	動脈瘤破裂，脳出血
❸（　）性出血	血管内皮の隙間から血液が漏れ出る	血管壁および血管周囲組織の異常	ビタミンC欠乏 炎症，酸素不足
		血液❹（　）の異常	❺（　）の減少 血液凝固因子の生成障害 血液凝固因子の欠損

b. 出血の種類

出血血管	❻（　）出血	
	❼（　）出血	
	❽（　）出血	
出血形状	❾（　）状出血	
	❿（　）状出血	
出血部位	⓫（　）血	消化管から出血した血液を口から吐く
	⓬（　）血	血液が便に混ざって肛門から出る
	⓭（　）血	肺や気管支から出血した血液を口から吐く
	血尿	尿に血液が混ざる
体外に出る部位	⓮（　）出血	身体外への出血
	⓯（　）出血	身体内部での出血　体腔内：血胸，血腹　血腫（嚢胞状に溜まった出血組織）

6 血栓症

a. 血栓の種類

❶（　）色血栓	血小板，フィブリンからなる．赤血球は少ない
❷（　）血栓	播種性血管内凝固症候群（DIC）による
❸（　）色血栓	大部分が赤血球からなる
混合血栓	白色血栓，赤色血栓が不規則に混合する

解答 5 a ❶破綻　❷浸食　❸漏出　❹凝固　❺血小板
b ❻動脈　❼静脈　❽毛細血管（❻〜❽順不同）　❾点　❿斑（❾，❿順不同）　⓫吐
⓬下　⓭喀　⓮外　⓯内
6 a ❶白　❷フィブリン（線維素）　❸赤

SIDE MEMO

▶塞栓症
　血液の遊離異物が血管腔やリンパ管を閉塞した状態．

▶肝臓の出血性塞栓
　肝臓の出血性梗塞はツァーン（Zahn）の梗塞と呼ばれる．

▶梗塞
　栄養動脈に血栓や塞栓ができて急速に閉塞すると，血流が途絶え，その動脈によって養われている領域が完全な酸欠状態となり，壊死に陥る．この状態を梗塞という．

b. 血栓症の原因

血管壁の変化	・血管内皮細胞の傷害 　↓ 内皮細胞の表面に❹（　　　）が凝集 　↓ 血栓形成 ・内皮細胞の剥離→血液と接触→血液凝固
血流の変化	血流が❺（　　）い場合，停滞した場合，渦巻き流の場合
血液性状の変化	❻（　　　）増加，血液の粘稠性増加，血液凝固因子の血液中への放出による． →手術後，出産後，がん，ショックなどのときに出現

c. 好発部位
　❼（　　）動脈，心臓弁膜，脳動脈，下肢動脈

7 塞栓症

種　類		疾　病
❶（　　）性	❷（　　）脈性	❸（　　　）梗塞，腎梗塞，脾梗塞
	❹（　　）脈性	❺（　　　）塞栓症
空気性およびガス性		❻（　　）病
❼（　　）性		外傷，手術，骨折
❽（　　）性および組織性		外傷，手術，分娩 悪性腫瘍の転移
その他の塞栓症		細菌性塞栓症，寄生虫性塞栓症

8 梗　塞

a. 梗塞の種類

種　類	特　徴
❶（　　　）性梗塞 （虚血性，白色）	肉眼的に白色の楔形を呈す梗塞巣 腎臓，脾臓，心臓に好発 梗塞部周囲に❷（　　　）をみる
❸（　　）性（赤色）梗塞	肉眼的に赤褐色の梗塞巣 肺，消化管，肝臓に好発 梗塞部がうっ血を伴うと❸をきたす

解答　⑥ b❹血小板　❺遅　❻血小板　c❼冠
　　　⑦ ❶血栓　❷動　❸脳　❹静　❺肺　❻潜函　❼脂肪　❽細胞
　　　⑧ a❶貧血　❷充血　❸出血

SIDE MEMO

▶浮腫（水腫）
　血管から濾出した液体が，組織間隙や体腔内に過剰に貯留した状態．
　血漿蛋白質が5％以下またはアルブミンが2.3％以下になると浮腫が起こる．

▶血漿膠質浸透圧
　蛋白質が水を引きつけて自ら溶解しようとする力を膠質浸透圧といい，血漿の膠質浸透圧（正常は28mmHg）と組織の膠質浸透圧（正常は10mmHg）がある．その差を有効膠質浸透圧といい，正常は18mmHgである．
　血漿膠質浸透圧が低下すると，毛細血管圧が正常でも，血中の水分が血管外に出てしまい浮腫になりやすい．

9 浮腫（水腫）

a．血液・間質液・リンパの循環

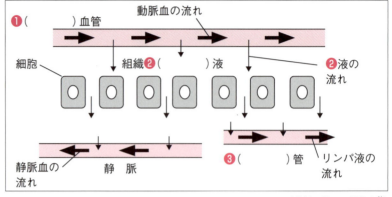

（中村・他，一部改変[1]）

b．毛細血管領域の血管内圧，組織圧および膠質浸透圧

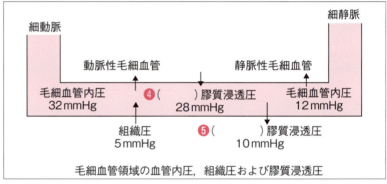

毛細血管領域の血管内圧，組織圧および膠質浸透圧

（大西・他，一部改変[2]）

c．浮腫の原因と症状

原因	原因疾患・症状
❻（　　　　）管の閉塞または狭窄	手術による広範なリンパ管性腫瘍や寄生虫感染によるリンパ管閉塞 例）フィラリア感染による❼（　　　　）病
血管壁の❽（　　　）性の亢進	うっ血による酸素不足 炎症
毛細血管圧の上昇	❾（　　）血性浮腫 → 心不全 神経性浮腫　　 → 血管運動神経麻痺
血漿膠質❿（　　　）圧の低下	⓫（　　）性浮腫 → ⓬（　　　　）症候群 悪液質性浮腫　 → ⓭（　　　）不良
組織内Na⁺と水分の貯留	腎尿細管からのNa⁺ 水の再吸収の⓮（　　　）

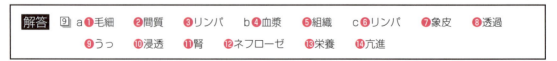

解答　9 a❶毛細　❷間質　❸リンパ　b❹血漿　❺組織　c❻リンパ　❼象皮　❽透過　❾うっ　❿浸透　⓫腎　⓬ネフローゼ　⓭栄養　⓮亢進

演習問題

1. 組織液の環流で正しいのはどれか．（50-AM64）
    1. 肝障害では浮腫は生じない．
    2. 組織液が過剰になった状態を浮腫という．
    3. 組織液の90％が毛細リンパ管に流入する．
    4. リンパ管内のリンパは主幹動脈に流入する．
    5. 組織液中の高分子の蛋白はリンパ管より末梢血管に多く流入する．

2. 浮腫を説明するのはどれか．（40-53）
    1. 血管透過性の低下
    2. リンパ管の拡張
    3. Na^+と水分の貯留
    4. 血漿蛋白量の増加
    5. 毛細血管内圧の低下

3. 誤っている組合せはどれか．（37-50）
    1. 充　血 ─── 局所の静脈血の充満
    2. 浮　腫 ─── 細胞外液の増加
    3. 萎　縮 ─── 細胞数・細胞体積の減少
    4. 壊　死 ─── 局所組織の崩壊
    5. 化　生 ─── 他の組織・細胞への転換

4. 血栓形成の原因で適切でないのはどれか．（37-49）
    1. 動脈硬化症
    2. 静脈瘤
    3. ビタミンC欠乏
    4. 赤血球増加症
    5. 心臓弁膜症

5. 浮腫の原因で誤っているのはどれか．2つ選べ．（32-53）
    1. 血管透過性の亢進
    2. リンパ管の閉塞
    3. Naと水分との貯留
    4. 血漿蛋白量の増加
    5. 毛細血管圧の低下

6. 浮腫を生じないのはどれか．（31-94）
    1. 肝硬変
    2. ネフローゼ症候群
    3. 血栓性静脈炎
    4. アジソン病
    5. 心不全

3 全身循環障害

SIDE MEMO

▶**本態性高血圧症**

原因疾患が認められない高血圧症．主に中年以降に血圧上昇が出現する．一次性高血圧症ともいわれる．高血圧症の90％以上を占める．
良性高血圧症：脳卒中，心不全による高血圧．
悪性高血圧症：予後不良．若年者に多い．

▶**続発性高血圧症**

二次性高血圧症，症候性高血圧症ともいわれる．腎動脈硬化症による腎性高血圧症が最も多い．腎血流量の減少→レニン分泌→アルドステロン放出→血圧上昇（レニン—アンギオテンシン系作用）．

① 成人における高血圧

成人における血圧値の分類 (mmHg)

分類	収縮期血圧（最高血圧）		拡張期血圧（最低血圧）
至適血圧	<❶（　　）	かつ	<❷（　　）
正常血圧	❶～129	かつ/または	❷～84
正常高値血圧	130～❸（　　）	かつ/または	85～❹（　　）
Ⅰ度高血圧	❺（　　）～159	かつ/または	❻（　　）～99
Ⅱ度高血圧	160～❼（　　）	かつ/または	100～❽（　　）
Ⅲ度高血圧	≧❾（　　）	かつ/または	≧❿（　　）
（孤立性）収縮期高血圧	≧❺	かつ	<❻

〈WHO/ISH (2014年) の高血圧治療ガイドライン〉

※収縮期血圧と拡張期血圧が異なる分類に該当する場合，より高いほうを採用する

② 高血圧症

分類			主な疾患
❶（　　）性高血圧症	原因不明		良性高血圧症
			悪性高血圧症
❷（　　）性高血圧症	❸（　　）性	腎実質性疾患	急性および慢性糸球体腎炎，❹（　　）腎炎，腎嚢胞，水腎症，糖尿病性腎症
		腎血管性疾患	腎動脈硬化症，❸動脈狭窄，腎動脈瘤，腎動脈静脈瘻，腎梗塞
	内分泌性		褐色細胞腫，❺（　　）症候群，原発性アルドステロン症
	心・血管性		❻（　　）動脈狭窄，大動脈炎症候群
	❼（　　）性		脳圧亢進，血管運動神経刺激
	その他		妊娠高血圧症候群

解答
① ❶120　❷80　❸139　❹89　❺140　❻90　❼179　❽109　❾180　❿110
② ❶本態　❷続発　❸腎　❹腎盂　❺クッシング　❻大　❼神経

SIDE MEMO

▶肺高血圧症
　肺動脈圧が異常に上昇した状態.

▶門脈圧亢進症
　門脈は消化管，脾臓，膵臓，胆道からの血液を集める肝臓の機能血管であり，肝臓に対する酸素，栄養素の供給ルートである．各種肝疾患，門脈系，肝静脈系の疾患が起こると，肝循環が障害されるため門脈圧が上昇し，門脈圧亢進症となる．

▶側副路
　門脈の流れが制限されると門脈血はバイパスを通って上大静脈や下大静脈に直接注ぐようになる．この経路を側副路という．細く小さい静脈血管である側副路を多量の血液が流れるため，この細い血管はやがて太く引き伸ばされ，怒張する．結果として，食道静脈瘤やメドゥサの頭（門脈圧亢進による腹部皮静脈の怒張），痔核などとなって現れ，大出血の原因となる．

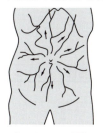
〈メドゥサの頭〉

③ 肺高血圧症

	原因			症状
急性	肺動脈の血栓 ❶(　)心室の拡張	急性肺塞栓症		急激な胸痛，呼吸困難，血圧低下，冷汗，頻脈，❷(　　　)，❸(　　　　)
慢性	右心室の肥大と拡張（肺性心）肺動脈❹(　)症	肺血管性	動脈 ⎫ 静脈 ⎬閉塞 毛細血管 ⎭	❺(　)血 下肢の浮腫 過呼吸
		換気不良症候群	神経筋機能不全 胸郭運動制限 肺疾患	

④ 門脈圧亢進症

a. 側副循環
　門脈の通過障害が起こると，静脈血は3つの側副路を流れる．
・食道下部に向かう側副路
　　→　食道❶(　　)脈瘤（肝硬変患者の直接死因）
・臍周囲に向かう側副路　→　❷(　　　　　)の頭
・肛門周囲に向かう側副路　→　❸(　　　)核

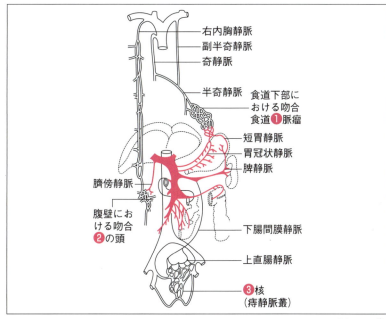

（澤井・他3)）

b. 臨床症状
　❹(　　)腫，腹水など

解答 ③ ❶右　❷ショック　❸チアノーゼ（❷，❸順不同）　❹硬化　❺うっ
　　　④ a❶静　❷メドゥサ　❸痔　b❹脾

SIDE MEMO

▶低血圧症
収縮期血圧100mmHg未満，拡張期血圧60mmHg未満を低血圧症という．

▶ショックの症状
冷汗，皮膚蒼白，欠尿，意識混濁．

▶ショックの病態

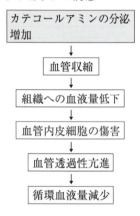

▶エンドトキシン性ショック（敗血症性ショック）
感染，腹部手術などで大腸菌や緑膿菌などの全身感染（敗血症）に陥り，菌から分泌されるエンドトキシンによって血管運動調節機構が破綻して発症するショック．

5 低血圧症

・低血圧症の分類

本態性（体質性）低血圧症	①原因不明 ②無愁訴型（健康診断でたまたま発見など） ③多愁訴型（疲労感，めまい，四肢冷感，頭重感，肩こりなど）		
症候性低血圧症	❶（　　）（急性症候性低血圧症）	出血性	急激な大出血
		心原性	❷（　　）梗塞
		エンドトキシン性	❸（　　）症
		アレルギー性（アナフィラキシー）	❹（　　）型アレルギー反応
	慢性症候性低血圧症	心機能低下，循環血液量減少，内分泌疾患自律神経異常による二次性の血圧低下	
❺（　　）性低血圧症	圧受容体異常，圧受容体反射系異常，迷走神経緊張，圧調節中枢異常		

6 播種性血管内凝固症候群（DIC）

様々な原因により血液中に血液凝固因子が放出され，❶（　　），皮膚，❷（　　）の小血管内に❸（　　）血栓が形成される状態．

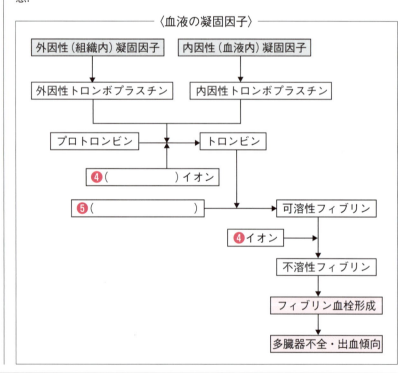
〈血液の凝固因子〉

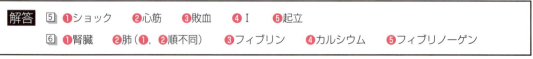

解答　⑤ ❶ショック　❷心筋　❸敗血　❹Ⅰ　❺起立
　　　⑥ ❶腎臓　❷肺（❶，❷順不同）　❸フィブリン　❹カルシウム　❺フィブリノーゲン

演習問題

1. ショックの初期症状として誤っているのはどれか．(42-70)
    1. 動脈圧の低下
    2. 心拍数の増加
    3. 呼吸数の減少
    4. 冷汗の出現
    5. 尿量の減少

2. 高血圧がみられないのはどれか．(35-80)
    1. 慢性糸球体腎炎
    2. 原発性アルドステロン症
    3. 褐色細胞腫
    4. 妊娠中毒症
    5. 頸動脈洞症候群

MEMO

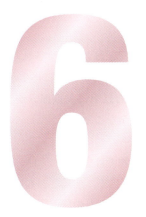

第6章　進行性病変

1. 再生・化生・肥大・過形成……56
2. 創傷治癒と骨折治癒……………59

1 再生・化生・肥大・過形成

SIDE MEMO

▶生理的再生
　古く老化した細胞が死滅し，爪，毛髪，表皮外層，粘膜上皮，血球などが新しく再生することにより絶えず新陳代謝が行われている．このような現象を特に生理的再生と呼ぶ．

1 再　生

a. 定　義
❶（　　　　　）した生体内の組織の一部を残った同一組織が，❷（　　　　）により❸（　　　　）すること．

b. 分　類
・❹（　　　）再生：欠損部分がほぼ元どおりに再生されること．
　　　　　　　　　❺（　　　　）細胞において常に再生が起こる．
・❻（　　　）再生：通常の再生能力以上に欠損部分が大きく，原形復帰が不完全なこと．

c. 再生能力
・下等動物ほど❼（　　　）く，高等動物では❽（　　　）い．
・同一種属にあっては，幼若なものほど❼く，加齢とともに❽くなる．
・同一個体では組織や細胞分化の程度の低いものほど❼く，高度に分化したものでは❽い．

再生能力のない組織	❾（　　　）細胞，心筋細胞
再生能力の弱い組織	❿（　　　）上皮，骨格筋，平滑筋
再生能力の強い組織	⓫（　　　）組織，末梢神経，血球，表皮，粘膜上皮

2 化　生

a. 定　義
一度成熟し，❶（　　　　）した組織が他の成熟した組織に❷（　　　　）することをいい，❸（　　　　）性分化とも呼ばれる．

b. 種　類

❹（　　　）上皮化生	❺（　　　）粘膜，尿路粘膜，子宮頸部粘膜
❻（　　　）上皮化生	胃粘膜
骨外性骨・軟骨化生	❼（　　　）質細胞

解答 　1 a ❶欠損　❷増殖　❸補充　b ❹完全　❺分裂　❻不完全　c ❼強　❽弱
　　　　　❾神経　❿腺　⓫結合
　　　2 a ❶分化　❷変化　❸異所　b ❹扁平　❺気道　❻腸　❼間

SIDE MEMO

▶ 肺性心（肺性心疾患）
各種の肺疾患や肺血管性疾患により二次的に生じた心臓障害．主に右心系障害が多い．

▶ 梁状膀胱
前立腺肥大症に罹患した時に腫大した前立腺により尿道が圧迫され排尿障害が生じる．努力性排尿の持続により，膀胱壁の筋肉が肥大して梁状にみえる．

3 肥大

a. 定義

臓器または組織の❶（　　　）を増す現象で，個々を構成する細胞の❶は❷（　　　）するが，細胞の❸（　　　）は❹（　　　）しない．

b. 分類

生理的肥大	第二次性徴による性器肥大	
	妊娠・授乳期の子宮や乳腺の肥大	
病的肥大	❺（　　　）肥大	例：❻（　　　）肥大，肺性心，梁状膀胱，骨格筋（スポーツ選手）
	❼（　　　）性肥大	左右対称性の臓器の片方が欠損した場合に残りの一方にみられる肥大（例：腎臓，副腎，性腺など）
	❽（　　　）性肥大	臓器，器官の萎縮または欠損後の❾（　　　）組織の増量補充による，みかけ上の肥大 実質細胞は変性萎縮がある
	❿（　　　）性肥大	ホルモンの失調や過剰分泌による病的肥大

4 過形成

組織を構成する細胞の❶（　　　）が増加し，組織や臓器全体の❷（　　　）が❸（　　　）すこと．

5 肥大と過形成

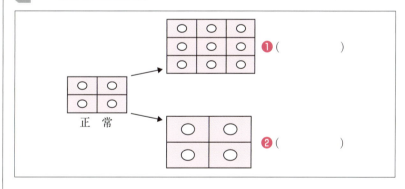

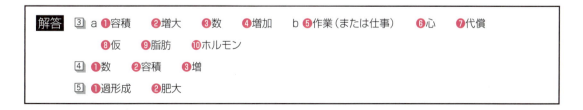

解答　③ a ❶容積　❷増大　❸数　❹増加　b ❺作業（または仕事）　❻心　❼代償　❽仮　❾脂肪　❿ホルモン
④ ❶数　❷容積　❸増
⑤ ❶過形成　❷肥大

演習問題

1. 誤っている組合せはどれか．（40-52）
    1. 萎　縮 ──────── 正常な組織の縮小
    2. アポトーシス ──── プログラムされた細胞死
    3. 肥　大 ──────── 細胞数の増加
    4. 過形成 ──────── 組織の容量の増大
    5. 化　生 ──────── 母組織が異なった組織に変化した状態

2. 誤っている組み合わせはどれか．（32-50）
    1. 萎　縮 ──── 正常な組織の縮小
    2. 過形成 ──── 組織の容量の増大
    3. 肥　大 ──── 細胞の数の増加
    4. 再　生 ──── 残存した同一組織の増殖
    5. 化　生 ──── 母組織が異なった組織に変化した状態

MEMO

2 創傷治癒と骨折治癒

月　日

SIDE MEMO

▶皮質骨と海綿質骨

骨は骨膜に覆われていて，外側は皮質骨，内側は海綿質骨からなる．

〈皮質骨〉

骨の外側の何層もの層板骨からなる硬い緻密骨．血管（ハバース管やフォルクマン管）が縦横に走る．

〈海綿質骨〉

骨の内側の網目状の骨梁からできている．空隙は骨髄腔となり，造血組織が入っている．

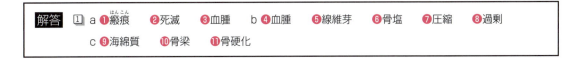

（松村，一部改変[1]）

1 骨折の治癒過程

骨は損傷しても正常な経過をたどれば❶（　　　　）を残さず治癒する．

a. 炎症期

・骨膜，骨皮質，骨髄およびその血管の損傷．
・骨折部から数mm以内の内部骨細胞の❷（　　　　）．
・骨折部位の❸（　　　　）形成→骨折端の間隙を埋める．

b. 修復期

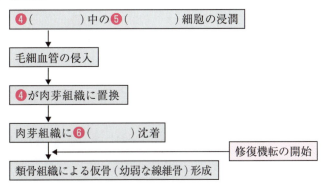

・仮骨形成は骨折部にかかる張力や❼（　　　　）力の影響を受ける．
・異常に多量な仮骨形成状態を❽（　　　　）仮骨という．

c. 再造形期

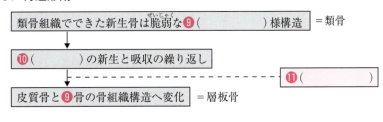

解答　1 a ❶瘢痕　❷死滅　❸血腫　b ❹血腫　❺線維芽　❻骨塩　❼圧縮　❽過剰
　　　c ❾海綿質　❿骨梁　⓫骨硬化

SIDE MEMO

▶開放骨折
 骨折のため皮膚が破けて折れた骨が露出していること．

▶器質化
 肉芽細胞組織が異物を処理しつつ，異物を自分自身の組織の一部としてしまうこと．

d．骨折の修復過程

炎症期	修復早期	修復後期
⑫（　　　　） 血腫 骨細胞の⑬（　　）	肉芽組織の ⑭（　　）化　血腫 ⑮（　　）骨 ⑯（　　）骨形成	⑰（　　）骨

（Rockwood, C.A.・他，一部改変[2]）

② 創傷治癒に悪影響を及ぼす因子

❶（　　）性因子	創面の❷（　　）感染，異物や血腫の存在，不良な接着状態，不良な血行状態
❸（　　）性因子	❹（　　）不良，❺（　　）病，高年齢，❻（　　）ホルモンや合成ステロイドの大量投与，ビタミンC欠乏，血液凝固第XIII因子欠乏

③ 骨折治癒に影響を及ぼす因子

❶（　　）性因子	・❷（　　）骨折または皮下骨折 ・❸（　　）の有無 ・骨折の部位 ・骨折部位の骨質の相違（皮質骨あるいは海綿質骨） ・骨破壊・欠損の程度 ・❹（　　）の程度と整復位の良否 ・固定性の良否 ・❺（　　）損傷の有無 ・外骨膜・内骨膜の損傷の程度 ・骨折間隙における❻（　　）組織の介在 ・骨折部に加わる❼（　　）的刺激の程度と方向
❽（　　）性因子	・年　齢 ・❾（　　）状態 ・❿（　　）性疾患などの基礎疾患の有無 ・骨代謝に影響する薬剤の使用

解答 ① d ⑫骨膜 ⑬壊死 ⑭器質 ⑮類 ⑯仮 ⑰層板
② ❶局所 ❷細菌 ❸全身 ❹栄養 ❺糖尿 ❻副腎皮質
③ ❶局所 ❷開放 ❸感染 ❹転位 ❺血管 ❻軟部 ❼機械 ❽全身 ❾栄養 ❿代謝

SIDE MEMO

▶マクロファージ
　白血球の一種．不必要となった人体の細胞や体内に侵入してきた異物を貪食し，分解する働きをもっており，生体免疫系の重要な役割を果たしている．

▶リモデリング
　骨の成長や力学的条件の変化に対応して，その形態や構造を変化させることをいう．破骨細胞が骨吸収を行い，骨芽細胞が骨形成を行うが，その骨の合理的な形態になるように骨形成が行われることを指す．

▶肉芽組織
　外傷などにより組織が損傷を受け，その傷が治ろうとするとき，赤味をおびた柔らかい組織が傷を覆い，その傷の防御や修復に重要な役割を果たす．この結合組織を肉芽組織という．

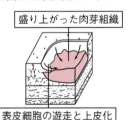
盛り上がった肉芽組織
表皮細胞の遊走と上皮化

4 創傷治癒と骨折治癒との比較

	創傷治癒		骨折治癒
	組織損傷 ↓		骨折，出血（血腫） ↓
1〜3日	血管反応，滲出，壊死 ↓	1〜3日	血管反応，滲出，壊死 ↓
	滲出物凝固 ↓		凝塊形成 ↓
5日〜1週	マクロファージによる清浄化 ↓	5日〜1週	マクロファージによる清浄化 ↓
1週〜2週	❶（　　　）組織 ↓	2週〜数週	❸（　　　）骨組織 （予備仮骨，前仮骨） ↓
2週〜	❷（　　　）組織		❹（　　　）沈着 ↓
			❺（　　　）骨（決定仮骨） ↓
			リモデリング（骨芽細胞と破骨細胞による） ↓
		数週〜	層板骨

5 肉芽組織

　組織が損傷されたときの局所の❶（　　　）に最も重要な役割を果たす．

・主成分：❷（　　　）細胞，新生毛細血管，マクロファージ，好中球，リンパ球，形質細胞

・種類

	❸（　　　）い肉芽組織	❹（　　　）い肉芽組織
色	❺（　　　）色	❻（　　　）色で混濁
滲出液	❼（　　　）い	❽（　　　）い
弾力性	＋	−
細胞	❼い	❽い
主成分	❷細胞	❾（　　　）
組織	新生毛細血管	滲出液

解答 ４ ❶肉芽　❷瘢痕　❸類　❹石灰　❺仮
　　　 ５ ❶修復　❷線維芽　❸良　❹悪　❺鮮紅　❻灰赤　❼少な　❽多
　　　　 ❾マクロファージ

6 創傷治癒の様式

a. ❶（　　）次治癒

　　❷（　　　　　）の肉芽組織の形成で治癒する．

b. ❸（　　）次治癒

　　比較的❹（　　　　）の肉芽組織の形成により治癒する．

　　通常，大きな❺（　　　　）組織を残す．

c. 創傷治癒と骨折治癒との構成成分の比較

	創傷治癒	骨折治癒
増殖組織	❻（　　　　）組織	❼（　　　　）組織
増殖組織の主成分	❽（　　　　）細胞 新生毛細血管 マクロファージ	❾（　　　　）細胞 新生毛細血管 破骨細胞
❿（　　　　） （基質）	コラーゲン ムコ蛋白	コラーゲン ムコ蛋白
ミネラル		カルシウム，リン

解答 ⑥ a ❶一　❷最小限　b ❸二　❹多量　❺瘢痕　c ❻肉芽　❼類骨　❽線維芽　❾骨芽　❿細胞質

演習問題

1. 創傷治癒で瘢痕組織の形成に主に関わるのはどれか．（42-50）
    1. 角化細胞
    2. メラノサイト
    3. 血管内皮細胞
    4. 線維芽細胞
    5. 脂肪細胞

2. 骨折の治癒機転で誤っているのはどれか．（41-79）
    1. 炎症反応が起こる．
    2. 血腫を形成する．
    3. 破骨細胞が増殖する．
    4. 仮骨が形成される．
    5. 骨改変を生じる．

3. 骨折の治癒について誤っているのはどれか．（33-50）
    1. 骨折が起こると骨の離断間に血腫が形成される．
    2. 血腫内に骨膜から軟骨細胞が増生してくる．
    3. 血腫内の骨破片は破骨細胞で吸収される．
    4. 骨芽細胞の働きでカルシウムが沈着し仮骨となる．
    5. 仮骨は破骨と造骨によって真の骨組織となる．

第7章　退行性病変

1. 変性・萎縮・壊死……66

第7章 退行性病変

1 変性・萎縮・壊死

1 変性

傷害された細胞や細胞間質に異常な物質が出現し，❶（　　　）する状態を「**変性**」という．正常でも存在している物質の異常な❷（　　　）による❶と，正常では存在しない物質の❸（　　　）による❶とがある．

種　　類	特　　徴
❹（　　　）変性	❺（　　　）腫脹：細胞の酸素不足によりミトコンドリアが傷害・膨化し，細胞質が腫大化し，微細顆粒状になる ミトコンドリア，小胞体の拡張・膨化が高度 → 水分貯留，細胞内に大小の❻（　　　）形成
❼（　　　）変性	細胞内に粘液が蓄積している状態 （例）｛❽（　　　）細胞：胃がんのがん細胞の一つ 　　　❼がん：粘液形成が著しく，がん細胞が粘液中に浮遊している状態，肉眼的にゼラチン様に見えるがん 細胞内だけでなく，間質結合組織にも起こりうる →ムコ多糖体の沈着 → ❾（　　　）変性
❿（　　　）変性	硝子質が細胞と細胞の間に蓄積した状態
⓫（　　　）変性	細胞質内に硝子様の大小の蛋白顆粒が貯留した状態 （例）ネフローゼ症候群の腎尿細管上皮細胞
類線維素性変性 （フィブリノイド変性）	血漿蛋白が血管壁に沈着し，膠原線維やその線維間基質に病変を起こす
アミロイド変性　図1	⓬（　　　）と呼ばれる線維性蛋白質が細胞間や組織間隙，基底膜，血管に沈着する病変 →アミロイドーシス
脂肪変性　図2	細胞質内に⓭（　　　）性脂肪が⓮（　　　）状に出現する状態
色素変性　体内性色素	ヘモジデリン（血鉄素）沈着：⓯（　　　）の多量の沈着 ビリルビン（胆汁色素主成分）沈着：⓰（　　　）色素として分泌 　　　　　　　　　　　血清ビリルビン値が2.0 mg/dlを超えると黄疸出現 メラニン沈着：皮膚，毛髪，眼など生理的に存在する⓱（　　　）色の色素の沈着 　　　　図3
色素変性　体外性色素	塵肺症：空気中の塵の沈着
⓲（　　　）変性	カルシウム代謝の異常 → 副甲状腺ホルモン・カルシトニン・ビタミンDの分泌過剰 → カルシウム沈着
結石	生体内で硬い固形物の形成 分泌物がうっ帯する場所にできやすい

解答 1 ❶沈着（蓄積）　❷増加　❸出現　❹空胞　❺混濁　❻空胞（水腫性）　❼粘液
❽印環　❾ムコイド　❿硝子　⓫硝子滴　⓬アミロイド　⓭中　⓮滴　⓯鉄
⓰胆汁　⓱黒褐　⓲石灰

SIDE MEMO

▶硝子質
エオジンで赤く染まる均質無構造の物質の総称．

▶類線維素性変性
フィブリノイド変性ともいわれている．血管壁の壊死を認めることが多く，類線維素性壊死ともいわれる．

▶アミロイドーシス
局所性と全身性に大別されるアミロイド沈着のこと．
a. 局所性アミロイドーシス
一つの臓器に限局し，腫瘍様に見えることもあることが特徴．
b. 全身性アミロイドーシス
続発性アミロイドーシス，原発性アミロイドーシス，家族性アミロイドーシスなど．

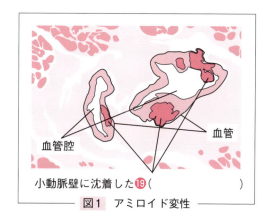

小動脈壁に沈着した❶⓽（　　　　　）
図1　アミロイド変性

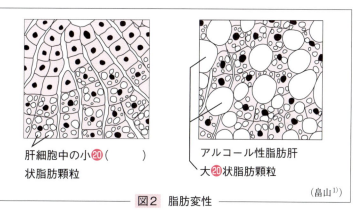

肝細胞中の小❷⓪（　　　）状脂肪顆粒　　　アルコール性脂肪肝　大❷⓪状脂肪顆粒

（畠山[1]）

図2　脂肪変性

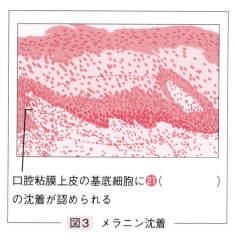

口腔粘膜上皮の基底細胞に❷①（　　　　　）の沈着が認められる
図3　メラニン沈着

解答　1　⓵⓽アミロイド　⓶⓪滴　⓶①メラニン　⓶②結

2 萎 縮

一度 ❶(正常)の大きさまで発達した組織や臓器の容積が❷(後天)的に❸(減少)した状態.

a. 分 類

❹(単純)萎縮	構成する細胞個々の❺(容積)の減少
❻(数的)萎縮	構成する細胞❼(数)の減少

b. 種 類

種　類	特　徴
❽(生理)的萎縮	加齢による萎縮
飢餓萎縮	❾(栄養)障害による萎縮
❿(廃用)性萎縮	組織や臓器の機能の低下や停止による萎縮
圧迫萎縮	組織や臓器の⓫(持続)的圧迫あるいは⓬(長期)的圧迫による萎縮
⓭(神経)性萎縮	組織や臓器を支配する神経の障害による萎縮
⓮(ホルモン)性萎縮	ホルモンの分泌低下や停止による組織や臓器の萎縮

解答 ② ❶正常 ❷後天 ❸減少　a ❹単純 ❺容積 ❻数的 ❼数
　　　b ❽生理 ❾栄養 ❿廃用 ⓫持続 ⓬長期(⓫, ⓬順不同) ⓭神経 ⓮ホルモン

SIDE MEMO

▶ 壊死
　受動的な細胞の死.

▶ アポトーシス
　自発的な細胞の死. 遺伝子にプログラムされている細胞の死のことで, ミトコンドリアの変化は乏しい. 核の変化が大きく炎症反応は起こらない.

▶ 壊死組織の転帰

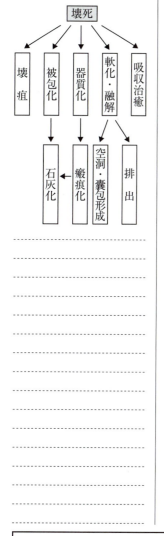

3　壊 死

　生体内で起こった❶(　　　　)的な細胞や組織の❷(　　　　)を壊死という.

a. 原 因

- ❸(　　　　)障害
- ❹(　　　　)的因子：外傷, 熱, 電気, 放射線など
- ❺(　　　　)的因子：酸, アルカリ, 水銀, リンなど
- ❻(　　　　)学的因子：細菌毒素, ウイルスなど

b. 種 類

種　　類	特　　　徴
❼(　　　　)壊死	壊死した組織がそのまま無構造の凝固した組織として残るもの 細胞・組織の❽(　　　　)質が凝固する壊死 ❾(　　　　)色でつやがない 周囲との境界が❿(　　　　)である
⓫(　　　　)壊死	壊死組織が⓬(　　　　)・融解し, ⓭(　　　　)状になるもの

c. 特殊な型の壊死

- ⓮(　　　　)壊死……凝固壊死の特殊型
　　　　　⓯(　　　　)結節や梅毒のゴム腫に見られる.
　　　　　肉眼的に黄色でチーズ様に見える.
- 壊　疽……壊死組織に二次的な変化を伴った状態
　　　　　・乾燥 → ⓰(　　　　)性壊疽＝ミイラ化
　　　　　・⓱(　　　　)菌の感染→湿性壊疽
　　　　　・ガス産生菌→⓲(　　　　)壊疽

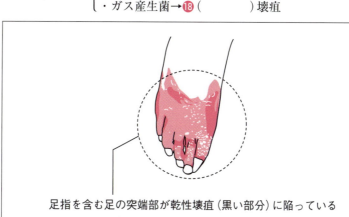

足指を含む足の突端部が乾性壊疽（黒い部分）に陥っている

乾性壊疽

解答　3　❶局所　❷死　a ❸循環　❹物理　❺化学　❻生物　b ❼凝固　❽蛋白　❾灰白　❿明瞭　⓫融解　⓬軟化　⓭液　c ⓮乾酪　⓯結核　⓰乾　⓱腐敗　⓲ガス

演習問題

1. 萎縮の機序で誤っている組合せはどれか．(43-50)
   1. 長期臥床による筋萎縮 ──── 廃用
   2. 水頭症による大脳萎縮 ──── 持続的圧迫
   3. 総腸骨動脈狭窄による筋萎縮 ──── 血流の減少
   4. 末梢神経損傷による筋萎縮 ──── 神経支配の消失
   5. 下垂体腫瘍による視神経萎縮 ──── 内分泌刺激の減少

2. 誤っている組合せはどれか．(33-49)
   1. 浮　腫 ──── 細胞外液の増加
   2. 萎　縮 ──── 細胞数の減少による容積の減少
   3. 充　血 ──── 局所の静脈血の充満
   4. 壊　死 ──── 局所組織の崩壊
   5. 化　生 ──── 他の組織細胞への転換

MEMO

第8章　代謝異常

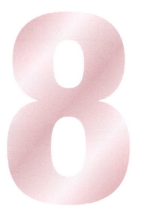

1. 糖質代謝異常…………72
2. 蛋白質代謝異常………75
3. 脂質代謝異常…………79
4. その他の代謝異常……81
5. 代謝性疾患の病理……86

1 糖質代謝異常

SIDE MEMO

▶糖質の分類

単糖類	ブドウ糖,果糖,ガラクトース
二糖類(単糖+単糖)	麦芽糖＝ブドウ糖＋ブドウ糖 ショ糖＝ブドウ糖＋果糖 乳糖＝ブドウ糖＋ガラクトース
多糖類(糖の集合多数の単)	グリコーゲン,デンプン,セルロース,イヌリン,ペクチン,ヘパリン

▶糖質の役割

① エネルギー源：糖質の燃焼により1gあたり4kcalのエネルギーを発生する.
・血糖：血液中の糖質.約95％がグルコース(ブドウ糖)であるため,血中グルコース濃度を血糖値とすることが多い.空腹時の正常血糖値は,80～110 mg/dlである.
・糖質はグリコーゲン(糖原)として肝臓や骨格筋細胞に貯蔵される.
② 細胞の構成成分：細胞膜には糖蛋白が存在し,細胞外からの刺激の感受や細胞間の認識などを行っている.

1 糖質代謝

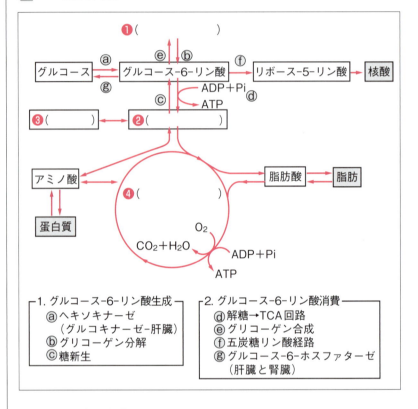

―1. グルコース-6-リン酸生成―
ⓐ ヘキソキナーゼ
　(グルコキナーゼ-肝臓)
ⓑ グリコーゲン分解
ⓒ 糖新生

―2. グルコース-6-リン酸消費―
ⓓ 解糖→TCA回路
ⓔ グリコーゲン合成
ⓕ 五炭糖リン酸経路
ⓖ グルコース-6-ホスファターゼ
　(肝臓と腎臓)

2 血糖の調節

血糖の調節は主としてホルモンで行われている.

ホルモン	作　用	血糖値
❶(　　　)	・細胞へのブドウ糖の取り込み促進 ・グリコーゲン合成促進	❷(　)
グルカゴン	・肝臓での❸(　　　　)分解促進 ・肝臓での糖新生促進	上昇
糖質コルチコイド	・体細胞からの蛋白質分解促進 ・アミノ酸からの❹(　　　　)促進 ・肝臓でのグリコーゲンの分解抑制	❺(　)
❻(　　　)	・肝臓でのグリコーゲン分解促進	上昇

解答　1 ❶グリコーゲン　❷ピルビン酸　❸乳酸　❹TCA回路(サイクル)
　　　2 ❶インスリン　❷低下　❸グリコーゲン　❹糖新生　❺上昇　❻アドレナリン

SIDE MEMO

▶糖質コルチコイド

　副腎皮質で形成されるホルモンで，肝臓での糖新生作用が顕著なため糖質コルチコイドという．コルチゾール，コルチゾン，コルチコステロンなどがある．
　糖新生以外にも蛋白質代謝作用，脂肪代謝作用，腸管Ca吸収抑制作用，抗炎症作用，抗アレルギー作用などもある．

▶膵臓ランゲルハンス島

　膵臓の外分泌腺の間に島状に存在する内分泌腺のかたまり．
・α細胞：グルカゴン分泌
・β細胞：インスリン分泌
・δ細胞：ソマトスタチン分泌

▶代謝性アシドーシス

　血漿中のCO_2以外の酸性物質の増加で血液が酸性となった状態．激しい労作，糖尿病，下痢などで生じる．

▶糖尿病の新分類（1999年）

　日本糖尿病学会は1999年，糖尿病分類について成因分類と病態分類を併用することを提唱し，成因分類では，従来のインスリン依存型，非依存型という用語を用いないこととした．成因分類では①1型，②2型，③その他の特定の機序，疾患によるもの，④妊娠糖尿病の4つに分け，病態・病期分類では①正常血糖領域，②境界領域，③糖尿病領域に分けたうえ，③をさらにインスリン作用不足の程度を判定するインスリン依存状態，インスリン非依存状態などで表すことになった．

3 糖尿病

a. 糖尿病

・インスリン作用不足が原因で，高血糖をきたす疾患である．
・浸透圧❶（　　　）による多尿，その結果❷（　　　）が起こる．

❸（　　　）が細胞内へ取り込まれない → ❹（　　　）蛋白質利用 → 脂質代謝・蛋白質代謝異常
　↓　　　　　　　　　↓　　　　　　　　　　↓
エネルギー源不足　　　代替エネルギー　　　❺（　　　）性アシドーシス
　　　　　　　　　　　　　　　　　　　　　　↓
　　　　　　　　　　　　　　　　　　　　尿に❻（　　　）出現

・脂質代謝異常により脂質沈着が起こり，動脈硬化をきたす．
→・❼（　　　）動脈，❽（　　　）動脈，❾（　　　）動脈の動脈硬化
　・四肢末端部の❿（　　　）（乾性❿）

b. 分　類

分　類	特　徴
1型糖尿病	インスリン⓫（　　　）状態 ⓬（　　　）に多発 急激に発症 ⓭（　　　）傾向：ケトン体の血中増加 インスリンをつくる膵β細胞が廃絶してほとんどインスリンがつくられなくなる
2型糖尿病	インスリン⓮（　　　）状態 ⓯（　　　）に多発 遺伝・加齢・過食・肥満・運動不足などが誘因 要　因：インスリンをつくる力はあるがインスリンの効きが悪いため⓰（　　　）を正常に保てなくなったもの 合併症：①膵臓ランゲルハンス島の⓱（　　　）変性 ②腎糸球体の結節性硬化
その他の特定の機序，疾患によるもの	A．遺伝因子として遺伝子異常が同定されたもの B．他の疾患，条件に伴うもの
妊娠糖尿病	

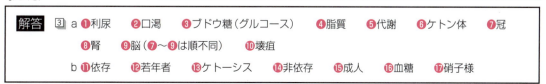

解答　3　a ❶利尿　❷口渇　❸ブドウ糖（グルコース）　❹脂質　❺代謝　❻ケトン体　❼冠
　　　　　❽腎　❾脳（❼～❾は順不同）　❿壊疽
　　　b ⓫依存　⓬若年者　⓭ケトーシス　⓮非依存　⓯成人　⓰血糖　⓱硝子様

SIDE MEMO

▶糖尿病網膜症
　糖尿病により目の網膜に小さな動脈瘤ができ，それが出血し，失明に至ることもある．

▶糖尿病性腎症
　腎動脈硬化により糸球体に障害が起こり，高血圧，浮腫，蛋白尿が出現し，放置すると尿毒症になる．

▶糖尿病性神経障害
　糖尿病患者の多くは末梢神経障害を伴う．これは，自覚症状がない場合でも末梢神経の伝導速度低下をきたす．

c. 合併症

・糖尿病の三大合併症 ｛・糖尿病❷❶（　　　　　）
　　　　　　　　　　　・糖尿病性❷❷（　　　　　）
　　　　　　　　　　　・糖尿病性❷❸（　　　　　　　）

・その他の合併症：糖尿病性動脈硬化に基づく症状
　　　　　　　（脳血管障害，心筋梗塞，糖尿病性壊疽など）

解答　❸ c　❷❶網膜症　❷❷腎症　❷❸神経障害（❷❷，❷❸は順不同）

演習問題

1. 代謝性疾患で誤っている組合せはどれか．(44-52)
    1. 糖尿病 ——————— グリコーゲン
    2. 痛　風 ——————— 尿酸
    3. アミロイドーシス —— グルコース
    4. Wilson病 —————— 銅
    5. ポルフィリン症 ——— ヘム

2 蛋白質代謝異常

月　日

SIDE MEMO

▶蛋白質の分解
　胃液・膵液により分解され，アミノ酸になる．

▶アルブミン
　血漿蛋白質の約50〜60％を占める．浸透圧維持に重要な役割を果たし，水に溶けない物質と結合してそれらを運搬する作用に関与する．

1 蛋白質代謝

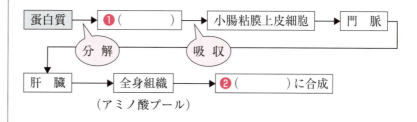

2 低蛋白血症

a. 定義

・血漿蛋白質量の減少，主として❶(　　　　　)の減少．
・血漿蛋白質量❷(　　　)g/dl以下→膠質❸(　　　　)低下
　→❹(　　　　)，腹水症，脱水症，感染症（創傷治癒に影響）

b. 原因

原　因	疾　患
血漿蛋白質の❺(　　　)	❻(　　　　)症候群，熱傷 外傷，腹水症，胸水症
血漿蛋白質分解亢進	甲状腺機能❼(　　　)症
血漿蛋白質❽(　　　)障害	肝疾患（肝炎，肝硬変，肝がん） 無γ-グロブリン血症
素材不足	❾(　　　)，吸収不全症候群

解答　1　❶アミノ酸　❷蛋白質　2 a ❶アルブミン　❷6.0　❸浸透圧　❹浮腫
　　　　b ❺喪失　❻ネフローゼ　❼亢進　❽生成　❾飢餓

SIDE MEMO

3 尿毒症

a. 定義

高度な腎機能不全により，窒素代謝産物（尿素，尿酸，クレアチニンなど）が血中に❶（　　　）し，❷（　　　）症状を起こした状態．

水・電解質，酸・塩基平衡維持機構の❸（　　　）
↓
浮腫，❹（　　）カリウム（K）血症，高リン血症，高クレアチニン血症，高マグネシウム（Mg）血症，❺（　　）カルシウム（Ca）血症

b. 症状

精神・神経症状	❻（　　　），見当識障害，けいれん，知覚異常
眼症状	腎性網膜症，網膜剥離
消化器症状	食欲不振，嘔吐，吐血・下血，下痢，腹水
呼吸器症状	肺❼（　　）腫，肺うっ血，尿毒症性肺症
循環器症状	❽（　　），高血圧，心不全
血液異常	皮下・粘膜❾（　　），貧血
骨・関節症状	骨折，成長障害，低カルシウム血症，❿（　　）リン血症
皮膚症状	色素沈着，指趾の虚血性壊死
生殖器症状	インポテンツ，無月経
その他	・細胞性免疫能力低下（易感染性，易発がん性） ・脂質代謝障害（動脈硬化） ・糖代謝障害（高インスリン血症） ・内分泌障害（高プロラクチン血症）

4 高アンモニア血症

a. 発症機序

尿素回路は，主として❶（　　）臓で行われ，アンモニアから❷（　　　）を生成するが，重度の肝障害を生じると，代謝処理ができず，血中にアンモニアが蓄積され，高アンモニア血症となる．

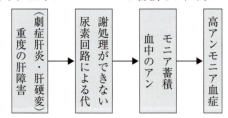

b. 症状

肝性❸（　　　）：中枢神経系の障害により，意識障害，神経症状，昏睡症状が出現．

▶アンモニアの分離
アンモニア（NH₃）の分離
↓
肝臓
（尿素回路）
↓
尿素
↓
尿中排泄

摂取された蛋白質はアミノ酸に分解され，その代謝産分であるアンモニアは肝臓の尿素サイクルで尿素となって体外へ排出される．

解答　3　a ❶蓄積　❷中毒　❸崩壊　❹高　❺低　b ❻昏睡　❼水　❽浮腫　❾出血　❿高

4　a ❶肝　❷尿素　b ❸昏睡または脳症

SIDE MEMO

▶痛風結節
　針状の尿酸塩結晶を囲み，異物型多核巨細胞を含んだ肉芽組織が増生（過形成）したもの．

▶プリン体
　無色針状結晶．水，温アルコールに可溶する．

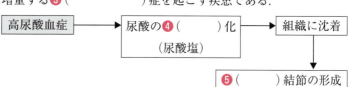
プリン

▶アミノ酸先天性代謝異常症
　アミノ酸を代謝する酵素の先天的な欠損によって生じる一群の遺伝性疾患．フェニルケトン尿症，メープルシロップ尿症，ホモシスチン尿症などがある．

5　痛風

a. 定義

　核酸に由来する❶（　　　）体の代謝異常により❷（　　　）が血中に増量する❸（　　　　　）症を起こす疾患である．

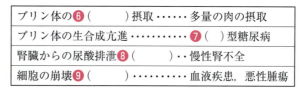

　尿酸塩の沈着部位：関節軟骨，関節周囲の結合組織，皮下組織．

b. 高尿酸血症をきたす原因

プリン体の❻（　　　）摂取	……多量の肉の摂取
プリン体の生合成亢進	………❼（　　）型糖尿病
腎臓からの尿酸排泄❽（　　　）	‥慢性腎不全
細胞の崩壊❾（　　　　）	………血液疾患，悪性腫瘍

6　フェニルケトン尿症

　アミノ酸を代謝する酵素の一つであるフェニルアラニン水酸化酵素の先天的な欠損によって生じる遺伝性疾患である．

欠損酵素	症　状
フェニルアラニン水酸化酵素	血中・尿中フェニルアラニン❶（　　　） フェニルケトン尿，❷（　　　　　）障害 ❸（　　　　），メラニン色素減少

解答　5　a ❶プリン　❷尿酸　❸高尿酸血　❹結晶　❺痛風　b ❻過剰　❼1　❽低下　❾亢進

　　　6　❶増加　❷知能　❸けいれん

演習問題

1. アミノ酸代謝異常によって生じる疾患はどれか．（40-55）
   1. Addison病
   2. Wilson病
   3. Porphyria
   4. Crohn病
   5. フェニルケトン尿症

2. 病因で誤っている組合せはどれか．（39-52）
   1. Wilson病 ——————————— 銅代謝障害
   2. 先端巨大症（末端肥大症）——— 成長ホルモン過剰
   3. フェニルケトン尿症 ————— アミノ酸代謝障害
   4. 痛　風 ——————————— 核酸代謝障害
   5. ペラグラ —————————— ニコチン酸の欠乏

3. 関連のない組合せはどれか．（38-54）
   1. ヘモグロビン ————— 鉄
   2. 痛風結節 ——————— 尿酸
   3. セルロプラスミン ——— 銅
   4. インスリン —————— グリコーゲン
   5. 副甲状腺ホルモン ——— カリウム

MEMO

3 脂質代謝異常

SIDE MEMO

▶脂質の種類

単純脂質	複合脂質
中性脂肪	リン脂質
コレステロール	糖脂質

▶カイロミクロン

　直径約1μmの微粒子．小腸の上皮細胞に取り込まれたグリセロールと脂肪酸が種々の酵素の働きにより中性脂肪に再合成され，この中性脂肪が蛋白と合成してリポ蛋白となり，それらが合体してカイロミクロンとなる．
　カイロミクロンは小腸上皮細胞内のゴルジ装置に移行した後，ゴルジ装置からリンパ管中に放出される．

▶アセチルCoA
（アセチルコエンザイムA）
　アセチル補酵素Aのこと．生体内のアセチル基の供与体として重要．ミトコンドリア内でピルビン酸から脱水素反応でつくられるか，あるいは脂肪酸のβ-酸化によりつくられる．

▶クエン酸回路（サイクル）
　TCA回路（サイクル），クレブスの回路（サイクル）ともいう．

1 脂質代謝

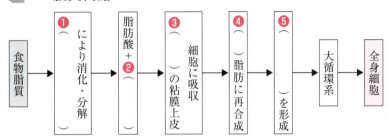

a. 脂肪酸の分解

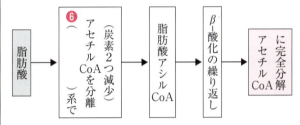

※　正常の代謝過程では，アセチルCoAはTCA回路に入り代謝される．

b. グリセロール分解

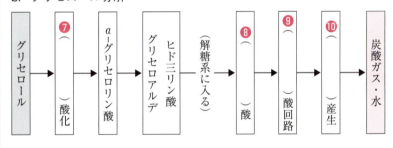

2 肥満

- ❶（　　　　）カロリー ＞ ❷（　　　　）カロリー
- 体内に❸（　　　　）が過剰に貯蔵，蓄積された状態．
- 皮下脂肪の増大，各臓器周囲の脂肪組織の増大・沈着．

〈分類〉

単純性肥満症	❹（　　）食，❺（　　）不足
症候性肥満症	❻（　　）性，視床下部性，内分泌性疾患

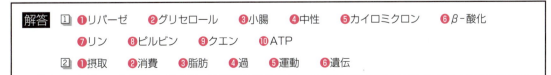

解答　1　❶リパーゼ　❷グリセロール　❸小腸　❹中性　❺カイロミクロン　❻β-酸化　❼リン　❽ピルビン　❾クエン　❿ATP
　　　2　❶摂取　❷消費　❸脂肪　❹過　❺運動　❻遺伝

SIDE MEMO

▶リポ蛋白

　脂質と蛋白質の複合体で，生体内で種々の脂質成分を各臓器に運搬する役割を果たしている．

血漿リポ蛋白の分類
①カイロミクロン
②VLDL 　（超低比重リポ蛋白）
③IDL（中間比重リポ蛋白）
④LDL（低比重リポ蛋白）
⑤HDL（高比重リポ蛋白）

③ 脂質異常症

a. 脂質異常症の定義

　血中の脂質内の❶（　　　　　　　）コレステロールや中性脂肪が増加する，あるいは❷（　　　　　　　）コレステロールが減少する，などの状態を示す病気のことである．

b. コレステロールや中性脂肪の働き

・❶コレステロールは，血液中でコレステロールを❸（　　　　）から末梢組織に運ぶが，増加しすぎると血管の内膜と中膜の間に入りこみ，❹（　　　　　　　）を引き起こすので，悪玉コレステロールと呼ばれる．

・❷コレステロールは血管壁内の余分なコレステロールを❸へ戻し，❹を進行させないように働く．

・中性脂肪は，多くなりすぎると肥満や❺（　　　　　）をきたし，動脈硬化を引き起こすもとになる可能性がある．

c. 脂質異常症の分類

・高LDLコレステロール血症：❶コレステロールが多い．
・低HDLコレステロール血症：❷コレステロールが低い．
・高トリグリセライド血症（TG血症）：中性脂肪が多い．

解答 ③ a ❶悪玉（LDL）　❷善玉（HDL）　b ❸肝臓　❹動脈硬化　❺脂肪肝

演習問題

1. 生活習慣と疾患との組合せで誤っているのはどれか．（41-70）
    1. 喫　煙　―――――――　肺癌
    2. 脂肪の過剰摂取　―――　痛風
    3. 食塩の過剰摂取　―――　高血圧症
    4. 運動不足　――――――　高脂血症
    5. アルコール過剰摂取　――　肝障害

2. 代謝性疾患で誤っている組合せはどれか．（33-80）
    1. 糖原病　―――――――　グリコーゲン
    2. 痛　風　―――――――　尿酸
    3. 高脂血症　――――――　コレステロール
    4. ウィルソン病　――――　銅
    5. 周期性四肢麻痺　―――　カルシウム

4 その他の代謝異常

SIDE MEMO

▶石灰沈着
　動脈壁，肺，腎臓などに石灰が沈着すること．

▶結石症
　無機物・有機物が結晶となって生じ，それが固まって石のようになったものを結石症という．
※カルシウム代謝障害による石灰沈着と結石に関する詳細は，第7章退行性病変1．変性，萎縮，壊死の項を参照．

▶疝痛
　腹部の管腔臓器壁を構成する平滑筋のれん縮による疼痛．多くは発作的に始まり，次第に強さを増し，最高潮に達する．その後，徐々に軽減し，消失する．

▶疝痛の痛みの強さ
　通常は激烈で，絞扼様，穿刺様，牽引様，灼熱様と表現される．

1 カルシウム（Ca）代謝異常

・カルシウム代謝の調節：❶(　　　　)ホルモン（パラトルモン），カルシトニン，ビタミン❷(　　)

・正常血清Ca濃度：8.8〜10.2mg/dl → 増加した状態
　　　　　　　　　　　　　　　　　→ ❸(　　)カルシウム血症
　　　　　　　　　　　　　　　減少した状態
　　　　　　　　　　　　　　　　　→ ❹(　　)カルシウム血症

分類	原因
高カルシウム血症	副甲状腺機能❺(　　)症，悪性腫瘍による副甲状腺ホルモン分泌❻(　　)，溶骨性骨吸収，ビタミンD❻
低カルシウム血症	副甲状腺機能❼(　　)，ビタミンD❽(　　)，腎機能障害

a. 高カルシウム血症による石灰沈着

種類	原因
❿(　　)性石灰沈着	高カルシウム血症
⓫(　　)性石灰沈着	結核や高度の動脈硬化により細胞や組織が変性壊死に陥る

b. 高カルシウム血症による腎結石

・分泌物の濃度の変化，溶解度の変化に関係する．脱落細胞，炎症性産物，細菌などが⓬(　　)となり結石を形成する．結石が尿管へ移動する（尿管結石となる）と⓭(　　)発作が生じる．

解答 1 ❶副甲状腺　❷D　❸高　❹低　❺亢進　❻過剰　❼低下　❽欠乏
　　　　a ❿転移　⓫異栄養　b ⓬核　⓭疝痛

SIDE MEMO

▶ウィルソン病
　銅代謝異常のため血中セルロプラスミン（銅結合蛋白）の減少，尿中への銅排泄増加，肝臓や脳などへの銅沈着がみられ，そのため，肝硬変や錐体外路系病変（中枢性麻痺，筋緊張亢進など）が出現する疾患．

▶カイザー・フライシャー角膜輪
　ウィルソン病において角膜周辺の深層に出現する．輪部に沿った幅1～3mmの暗褐色の色素環．

2 銅代謝異常

・銅の含有量：成人生体内に約❶（　　　）mg存在，中でも❷（　　　），骨に約50%存在する．

・代表的疾患：ウィルソン病
　　　　　　　{ 遺伝形式：❸（　　　）染色体❹（　　　）性遺伝
　　　　　　　　発症年齢：10～25歳

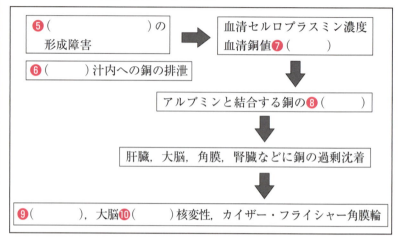

3 鉄代謝異常

　生体内の鉄の含有量：成人　3～5g

a. 鉄代謝
　鉄は生体内で保存，再❶（　　　）されるため，食物からの鉄の吸収は約❷（　　　）%で，十二指腸や空腸上部で吸収される．

b. 鉄平衡

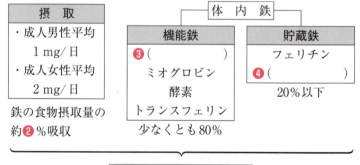

女性の場合，月経時にさらに0.5～1mgの鉄の排泄があり，摂取の補充が必要

解答　2 ❶100　❷筋　❸常　❹劣　❺セルロプラスミン　❻胆　❼低下　❽増加
　　　　　❾肝硬変　❿レンズ
　　　　3 a ❶吸収　❷10　b ❸ヘモグロビン　❹ヘモジデリン

SIDE MEMO

c. 鉄欠乏性貧血
・鉄平衡の崩壊により起こる.

〈原因〉

鉄排泄の増加（出血）	❺（　　　）出血，子宮出血
鉄摂取の減少	❻（　　　）不良，吸収障害
鉄需要量の増加	❼（　　　），成長期

4 ビリルビン代謝異常

▶ビリルビン
　赤血球のヘモグロビンが網内系の細胞によって分解されて生じたもの.

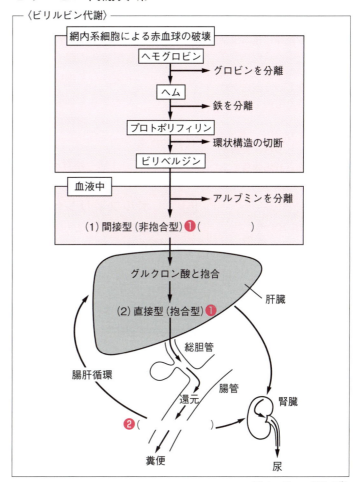

（神山・他，一部改変[1]）

・成人の血清総ビリルビン値：0.2〜1.2 mg/dl
　　直接ビリルビン値：0.4 mg/dl 以下
　　間接ビリルビン値：0.1〜0.8 mg/dl
・高ビリルビン血症：血中にビリルビンが❸（　　　）した状態
・黄疸：組織にビリルビンの沈着が起こった病態

解答　③ c　❺消化管　❻栄養　❼妊娠
　　　④ ❶ビリルビン　❷ウロビリノゲンまたはウロビリン　❸増量

SIDE MEMO

▶黄疸の分類

諸種の分類法があり，溶血性，肝細胞性および閉塞性に大別する分類が最も広く用いられている．

▶ヘモグロビン

赤血球に存在するヘモグロビンは，呼吸によって体内に取り込んだ酸素を人体の各器官や組織に運ぶ役割をもっている．このヘモグロビンは，ヘムという蛋白とグロビンという蛋白が結合してできたものである．

▶ポルフィリン

ポルフィリンはヘムの生成過程で作られる物質である．

ポルフィリン

〈黄疸の分類〉

種類	特徴	疾患
肝❹(　　)性黄疸	❺(　　)ビリルビン増加	❻(　　)性貧血，新生児黄疸
肝性黄疸	❼(　　)ビリルビンの方が❽(　　)ビリルビンより多く増加	肝炎，肝硬変，ワイル病
肝❾(　　)性黄疸	❼ビリルビン増加	胆汁うっ滞型肝炎，膵頭がん

5 メラニン代謝異常

メラニン：❶(　　)，毛髪，網膜，脳黒質，脳軟膜などに存在する黒褐色の❷(　　)性色素顆粒
　・メラニン細胞により生成される
　・メラニン細胞刺激ホルモンにより調節される
　　　→ 副腎皮質ホルモンにより❸(　　)される

代表的疾患
　❹(　　)病：副腎皮質機能不全症　　皮膚のメラニン増加

6 ポルフィリン代謝異常

代表的疾患
　ポルフィリン症：❶(　　)の合成過程の異常による疾患

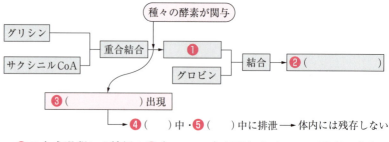

・❶の合成過程に8種類の❻(　　)が関与する．この酵素のうち，一番最初の酵素を除くどれかに❼(　　)的障害があるか，各種薬物，ストレスなどでポルフィリン代謝に異常が起こると，ポルフィリンまたはその前駆物質が過剰産生され，体内に蓄積されて，発症する．

・分類 ❽(　　)型ポルフィリン症（主に皮膚に障害）
　　　　❾(　　)ポルフィリン症（主に腹部症状，神経症状）

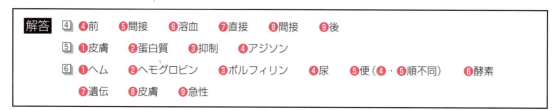

演習問題

1. ビタミンB_1（チアミン）欠乏によるのはどれか．**2つ選べ**．（46-AM96）
    1. 脚　気
    2. 痛　風
    3. ペラグラ脳症
    4. Mallory-Weiss症候群
    5. Wernicke-Korsakoff症候群

2. 出血性素因として正しいのはどれか．（39-53）
    1. ビタミンA欠乏症
    2. ビタミンB_1欠乏症
    3. ビタミンD欠乏症
    4. ビタミンE欠乏症
    5. ビタミンK欠乏症

3. ビタミンと欠乏症との組合せで誤っているのはどれか．（36-30）
    1. ビタミンA ――――― 夜盲症
    2. ビタミンB_1 ――――― 浮腫
    3. ビタミンB_6 ――――― ペラグラ
    4. ビタミンD ――――― 骨軟化症
    5. ビタミンK ――――― 血液凝固障害

4. 代謝性疾患で誤っている組み合わせはどれか．（33-80）
    1. 糖尿病 ――――――― グリコーゲン
    2. 痛　風 ――――――― 尿　酸
    3. 高脂血症 ――――――― コレステロール
    4. Wilson病 ――――――― 銅
    5. 周期性四肢麻痺 ――――― カルシウム

5 代謝性疾患の病理

SIDE MEMO

▶血糖調節ホルモン
〈血糖低下ホルモン〉
　インスリン
〈血糖上昇ホルモン〉
　┌グルカゴン
　│グルココルチコイド
　│アドレナリン
　│成長ホルモン
　└交感神経

▶反応性低血糖
自律神経系の障害により食事後の血糖上昇に反応してインスリンが過剰に分泌された結果，低血糖に陥る．

▶外因性低血糖
薬物性（経口血糖降下剤，インスリン）やアルコールなどによる低血糖．

▶内因性低血糖
膵島腫瘍（インスリノーマ）や肝腫瘍による低血糖．

▶低血糖の臨床症状
①〜④の順で出現する．
①副交感神経刺激症状
　（空腹感，あくび，悪心）
②精神機能低下
　（嗜眠，計算力低下）
③交感神経刺激症状
　（頻脈，発汗，過呼吸）
④低血糖昏睡，けいれん

① 糖代謝疾患の病理

疾患	❶（　　　）病		低血糖症
	1型❶病（5%以下）	2型❶病（95%以下）	
発症機構	❷（　　　）性特発性	遺伝素因 家族歴	特になし
病因	膵❸（　）細胞の破壊 ❹（　　　）の絶対的欠乏	❹分泌低下 ＋ ❹抵抗性	❺（　　）性低血糖 外因性低血糖 内因性低血糖 先天性低血糖
免疫異常	❻（　　）	（−）	（−）
ウイルス感染	（＋）	（−）	（−）
発症年齢	❼（　　）者に多発	❽（　　）以上に多発	成人に多い
臨床指標	(1) 糖尿病型を2回確認（1回は必ず血糖で確認する） 糖尿病型： 空腹時の血糖　≧126 mg/dl ブドウ糖負荷試験（OGTT）2時間値の血糖　≧200 mg/dl 随時の血糖　≧200 mg/dl HbA1c　≧6.5% ・別の日に行った検査で糖尿病型が2回以上認められれば「糖尿病」と診断する． ・ただし，HbA1cのみの反復検査による診断は不可とする． ・2回のうち1回は必ず血糖のいずれかで糖尿病型を確認すること． ・血糖値とHbA1cが，同一採血でそれぞれ糖尿病型を示すことが確認されれば，1回の検査だけでも糖尿病と診断する． (2) 糖尿病型（血糖に限る）を1回確認＋慢性高血糖症状の存在 　以下の条件のうち1つがある場合，血糖値が糖尿病型を示していれば1回の検査だけでも糖尿病と診断する． ・糖尿病の典型的症状（口渇，多飲，多尿，体重減少）の存在． ・確実な糖尿病網膜症の存在． (3) 過去に「糖尿病」と診断された証拠がある 　現時点の血糖値が糖尿病型の基準値以下であっても，過去に(1)もしくは(2)の条件が満たされた記録があり，糖尿病があったと判定される場合は糖尿病として対応する．		低血糖（50〜60 mg/dl）

　　① ❶糖尿　❷自己免疫　❸β　❹インスリン　❺反応　❻＋＋　❼若年　❽中高年

5 代謝性疾患の病理

2 低蛋白血症の病理

- 低蛋白血症：血漿❶(　　　)総量の減少のこと．

　　　　　血漿❶の約50〜60％は血漿❷(　　　　)なので，
　　　　　低蛋白血症の原因は❷の減少といえる．

	低蛋白血症	
病態	血漿❷量の低下	
病因	素材不足：❸(　　　　)，消化管でのアミノ酸吸収不全症候群	
	生成障害：❹(　　　　)，肝硬変症などの肝障害	
	喪　　失：❺(　　　　)症候群，熱傷，外傷	
	分解亢進：❻(　　　　)症	
病理	血漿❷の低下 → ❼(　　)質浸透圧の低下	
	❽(　　)質浸透圧の増加で代償　　❿(　　　)，腹水	
	↓	
	血圧の変動❾(　　　)	

解答 ② ❶蛋白質　❷アルブミン　❸飢餓　❹肝炎　❺ネフローゼ　❻甲状腺機能亢進
　　　　❼膠　❽晶　❾なし　❿浮腫

SIDE MEMO

▶低蛋白血症による浮腫
　低蛋白血症（低アルブミン血症）の場合，末梢毛細血管内の膠質が不足するため，血管内から間質へ水が流れ出て浮腫や腹水を起こす．

演習問題

1. 糖尿病で正しいのはどれか．（45-PM76）
    1. 膵臓からのインスリンの分泌亢進によって起こる．
    2. 糖尿病性腎症では血尿が特徴的である．
    3. 診断のために経口ブドウ糖負荷試験を行う．
    4. 血糖値が正常ならば尿糖は陽性にならない．
    5. HbA1cはインスリン抵抗性の指標になる．

2. 低蛋白血症の原因で適切でないのはどれか．（37-51）
    1. 飢餓
    2. 骨折
    3. 肝硬変症
    4. ネフローゼ症候群
    5. 潰瘍性大腸炎

第9章　先天異常・奇形

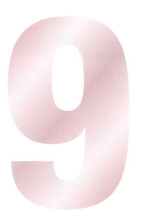

1. 先天性異常疾患……90
2. 奇　形……………95

1 先天性異常疾患

SIDE MEMO

▶**遺伝子病（分子病）**
遺伝子が発症に関与していると考えられる疾患の総称．

▶**先天異常の成因**

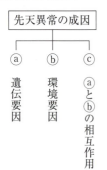

先天異常の60～70％が遺伝要因と環境要因の相互作用で起こる．

▶**ターナー症候群**
女性の性染色体であるXXのうちXが1つしかない，性染色体異常による奇形．2次性徴がなく，膣，子宮の発育が悪く，卵巣に卵胞がみられないなどの奇形を呈す．その他，精神発達障害を伴う．

▶**クラインフェルター症候群**
男性の性染色体であるXYに対してXが1つ余分にあり，性染色体がXXYとなっている奇形．身体は女性的で，精神発達の遅れがある．

1 先天異常の分類

分 類	原 因	疾 患
遺伝子病	遺伝子の異常	❶(　　　)病，フェニルケトン尿症
配偶子病	❷(　　　　　)の異常	❸(　　　　)症候群，ターナー症候群
胎芽病	妊娠初期の❹(　　　)に有害因子が影響する	❺(　　　　　　　) 風疹症候群
胎児病	母体から❻(　　　)を通じ胎児へ有害因子が影響する	先天性❼(　　　　　) トキソプラズマ

2 先天性異常の成因

a. 遺伝要因

1) ❶(　　　　)異常
・❷(　　　)の異常
❸(　　　)数性：ヒトの染色体数（2n＝46）よりも1本～数本の染色体の増減をいう．

1個減；❹(　　　)ソミー
3個（1個余分）；❺(　　　)ソミー

染色体異常	症 候 群	異常染色体所見
❻(　　　)染色体異常	ダウン症候群	❼(　　　)トリソミー
	エドワーズ症候群	18トリソミー
	パトウ症候群	13トリソミー
	猫鳴き症候群	5部分モノソミー
❽(　　　)染色体異常	❾(　　　　)症候群	X
	❿(　　　　　)症候群	XXY
	トリプルX症候群	XXX

⓫(　　　)数性：ヒトの染色体（2n＝46）は2倍体だが，3倍体，4倍体と染色体数が多倍体ある細胞．多倍体の数の異常は，がん細胞などでみられる．

解答　① ❶血友　❷染色体　❸ダウン　❹母体　❺サリドマイド　❻胎盤　❼梅毒
② a ❶染色体　❷数　❸異　❹モノ　❺トリ　❻常　❼21　❽性　❾ターナー
　❿クラインフェルター　⓫倍

SIDE MEMO

▶ トリプルX症候群
（XXX症候群）

性染色体異数性異常の1つで，X染色体の数が1つ多い．超女性ともいう．XXX女性は性器の異常もなく，正常妊娠も可能である．

▶ トリソミー

染色体が2個ではなく3個あることをトリソミーという．18トリソミーとは18番目の染色体が3個，13トリソミーとは13番目の染色体が3個という意味である．

▶ ダウン症候群

46本，23組ある染色体のうち21番目の染色体が1本多い（21トリソミーという）ために起こる障害．多発奇形（特異な顔貌，筋緊張低下，心奇形など）と精神発達遅滞を伴う．

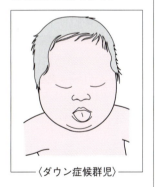
〈ダウン症候群児〉

・⑫（　　　）の異常：染色体の切断，再結合，融合などによって起こる．

種類	染色体異常の構造図	状態
欠失	切断 → ＋断片	染色体の⑬（　　　）により，染色体の一部が失われた状態
転座	切断 → ＋断片	染色体1本または一部が切断され，相同染色体または他の非相同染色体と⑭（　　　）した状態
⑮（　　　）	切断 →	染色体の一部が相同染色体，または他の非相同染色体に挿入され，二重になった状態
⑯（　　　）	切断 →（腕間逆位）／切断 →（腕内逆位）	染色体の一部が，縦軸へ180°回転した状態．遺伝子配列は逆転する
⑰（　　　）染色体	切断 →	染色体の短腕，または長腕だけからなる染色体
環状染色体	切断 → ＋断片	染色体両端の同時切断により，二つの断端が互いに⑱（　　　）した状態

・⑲（　　　）：同じ人体の中に，遺伝形質，染色体の数や構造の異なる2種以上の細胞が存在する状態をいう．

---

　②　⑫構造　⑬切断　⑭再結合　⑮重複　⑯逆位　⑰イソ　⑱融合　⑲モザイク

2) ⓴（　　　　）異常
- ㉑（　　）染色体㉒（　　）性遺伝
  ㉒性遺伝子を1本もった異種接合体で発症する．

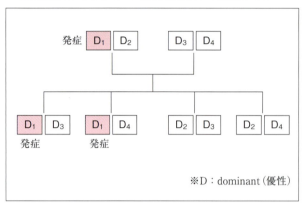

【代表的疾患】
- ㉓（　　　　　　）型筋ジストロフィー
- 筋強直性ジストロフィー
- 先天性筋緊張症
- ハンチントン舞踏病
- 多発性外骨腫症
- 骨形成不全症
- ㉔（　　　　　　　）病
- マルファン症候群
- 夜盲症

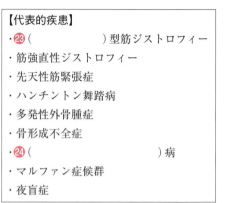

※㉒性なので，対になった染色体のうち1本だけに遺伝子があれば発症する．

- ㉑染色体㉕（　　）性遺伝
  ㉕性遺伝子を2本もった同種接合体で発症する．
  ㉕性遺伝子を1本もった異種接合体では保因者となり，見かけ上は正常である．

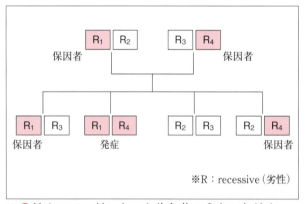

【代表的疾患】
- 先天代謝異常
  - 糖質代謝異常
    → 糖原病，遺伝性ムコ多糖症
  - 蛋白質・アミノ酸代謝異常
    → ㉖（　　　　）尿症
  - 脂質代謝異常
    → 家族性高コレステロール血症
  - 銅代謝異常
    → ㉗（　　　　　）病
- フリードライヒ失調症
- 小児脊髄性筋萎縮症
- 肢帯型筋ジストロフィー
- 色素性網膜症

※㉕性なので，対になった染色体のうち1本だけに遺伝子があると，保因者であっても発症しない．対になった染色体の両方に遺伝子があると発症する．

解答　2) ⓴遺伝子　㉑常　㉒優　㉓顔面肩甲上腕　㉔レックリングハウゼン　㉕劣
　　　㉖フェニルケトン　㉗ウィルソン

SIDE MEMO

▶デュシェンヌ型筋ジストロフィー

進行性筋ジストロフィーの1型．幼小児期に発症し，10歳くらいで歩行不能となり，呼吸障害，心筋障害を呈す．初期には腓腹筋部の仮性肥大が，後には側弯などがみられる．

▶アザラシ肢症

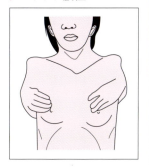

▶二分脊椎

脊椎椎弓の骨癒合が完成されず，分裂している先天異常．

・㉘（　　）性㉙（　　）性遺伝

X染色体に存在する遺伝子異常により起こる．

```
         (男性)          (女性)
        X₁ | Y         X₂ | X₃
                        保因者
                           │
    ┌──────┬──────┬──────┐
  X₁ X₂   X₁ X₃   X₂ Y    X₃ Y
  保因者   (女性)  発症    (男性)
  (女性)          (男性)
```

【代表的疾患】
・㉚（　　　　）型筋ジストロフィー　・㉛（　　）病
・レッシュ・ナイハン症候群　　　　・㉜（　　）色盲
・無γグロブリン血症

※X染色体にある遺伝子異常のため，女性の場合，正常なX染色体がもう1本存在するため㉙性となり，保因者となるが発生しない．男性の場合，もう一方がY染色体であるため，発症する．

b. 環境要因

・㉝（　　　　）的要因

　胎児の放射線照射→小頭症，小眼症，精神発達障害など

・㉞（　　　　）的要因

　・サリドマイド────→㉟（　　　　）肢症
　・有機水銀──────→胎児性水俣病
　・合成黄体ホルモン→女性胎児性器の男性化
　・アンドロゲン過剰→副腎性器症候群，女性偽性半陰陽

・㊱（　　　　）学的要因

　・風疹ウイルス────→先天性風疹症候群
　　　　　　　　　　　　（白内障，聴力障害など）
　・サイトメガロウイルス→小頭症
　・トキソプラズマ───→水頭症
　・トレポネーマ────→先天性㊲（　　　　）

c. 遺伝要因と環境要因の相互作用

先天異常の60〜70%を占める．

【代表的疾患】
・遺伝性口唇裂・㊳（　　）裂　・先天性幽門狭窄症
・先天性心奇形　　　　　　　・無脳症
・二分脊椎（脊椎（破）披裂）　・先天性㊴（　　）関節脱臼

解答　② ㉘伴　㉙劣　㉚デュシェンヌ　㉛血友　㉜赤緑　b ㉝物理　㉞化学　㉟アザラシ　㊱生物　㊲梅毒　c ㊳口蓋　㊴股

演習問題

1. 直射日光下で訓練してはならない疾患はどれか．（43-89）
   1. 色素性乾皮症
   2. 筋ジストロフィー
   3. Down症候群
   4. 骨形成不全症
   5. Marfan症候群

2. 精神遅滞（知的障害）の原因とならないのはどれか．（39-78）
   1. Down症
   2. Phenylketonuria
   3. 血友病
   4. 福山型先天性筋ジストロフィー
   5. Cretinism

3. 精神遅滞をきたさないのはどれか．（33-98）
   1. Phenylketonuria
   2. Klinefelter症候群
   3. Porphyria
   4. Cretinism
   5. Down症

4. 染色体異常による疾患はどれか．**2つ選べ．**（31-53）
   1. Fallot四徴症
   2. Turner症候群
   3. Down症候群
   4. Recklinghausen病
   5. Cushing症候群

5. 伴性劣性遺伝するのはどれか．（30-55）
   1. Duchenne型筋ジストロフィー
   2. Marfan症候群
   3. Phenylketonuria
   4. Down症候群
   5. Turner症候群

6. 染色体で正しいものどれか．（29-52）
   1. ヒトの染色体は44本である．
   2. 女性の性染色体は2本のX染色体からなる．
   3. 染色体はDNAの2本鎖からなる．
   4. ダウン症候群は性染色体の異常である．
   5. ターナー症候群は常染色体の異常である．

2 奇 形

1 奇 形

先天異常のうち胎生期における個体の形成異常のことで，外形，内臓，単独，合併などの各奇形がある．出生時すでに存在し，肉眼的に認識できる．遺伝性と非遺伝性がある．

❶（　　　　）奇形：同一個体にみられる奇形．
❷（　　　　）奇形：2個体になるはずの一卵性双生児にみられる奇形．

2 先天奇形の種類

単体奇形	外表奇形	全身	❸（　　　　）症，小人症
		頭部	❹（　　　　）症，小頭症，水頭症，小眼症，口唇裂，口蓋裂
		頸部	側方・正中頸瘻〜囊胞
		体幹	鼠径ヘルニア，❺（　　　　）(破)披裂（二分脊椎）
		泌尿・生殖器	尿道上・下裂，停留精巣
		四肢	❻（　　　　）肢症，多指症，合指症，寡指症
	内臓奇形	内臓	内臓逆位
		中枢神経系	脳欠損，髄膜瘤
		循環器	❼（　　　　）中隔欠損，心房中隔欠損，肺動脈弁閉鎖，❽（　　　　）四徴症
		呼吸器	食道気管支瘻
		消化器	直腸肛門奇形，食道狭窄，幽門狭窄，十二指腸狭窄
		泌尿・生殖器	❾（　　　　）腎症，尿管狭窄
		造血器	副脾
重複奇形	融合二重体結合体	対称性	頭蓋結合体，上部二重体，下部二重体
		非対称性	寄生的頭蓋結合体，❿（　　　　）封入
	分離二重体重複体	対称性	一卵性双生児
		非対称性	無頭無心体

解答 ① ❶単体　❷重複　❸巨人　❹無脳　❺脊椎　❻アザラシ　❼心室　❽ファロー　❾水　❿胎児

演習問題

1. 中枢神経の先天奇形と特徴の組合せで正しいのはどれか．（52-AM91）
    1. 小頭症 ──────────── 脳圧亢進
    2. 滑脳症 ──────────── 脳溝増加
    3. 二分脊椎 ────────── 水頭症合併
    4. Dandy-Walker症候群 ──── 後頭蓋縮小
    5. Arnold-Chiari奇形 ───── 脊髄の頭蓋内嵌入

2. 中枢神経発生に伴う先天奇形とその特徴の組合せで正しいのはどれか．（51-PM92）
    1. 滑脳症 ──────────── 脳溝増加
    2. 全前脳胞症 ────────── 顔面外側の欠損
    3. 二分脊椎 ────────── 水頭症合併
    4. Arnold-Chiari奇形 ───── 脊髄の頭蓋内嵌入
    5. Dandy-Walker症候群 ──── 後頭蓋縮小

MEMO

第10章　老化現象

1. 老化現象…………98
2. 老化と疾患………103

1 老化現象

SIDE MEMO

▶リポフスチン（脂褐素）
　消耗性色素の一種で，高齢者や消耗性疾患患者の神経組織や筋肉，肝，腎，睾丸などの萎縮細胞や老化細胞に出現する．類脂質を含有する黄褐色の色素のこと．

▶アミロイド小体
　ヘマトキシリンに淡染する円形の小体で，中枢神経に出現する一種の変性物質．

▶酸性ムコ多糖体
　プロテオグリカン（ムコ蛋白質）の主構成部分である多糖類の総称．

▶プロテオグリカン（ムコ蛋白質）
　ムコ多糖体を主成分とする蛋白質．細胞表面に存在し，ジェリー状で粘性が強い．細胞の保護や細胞間のセメントの役目を果たす．

1 老化に影響を与える因子

- ❶（　　）因性因子：遺伝子によってプログラム化されたもので，生理的老化因子
- ❷（　　）因性因子：環境要因

　生理的老化因子　＋　環境要因　→　❸（　　）的老化

2 中枢神経系の生理的老化現象

- ❶（　　　　）が萎縮する．
- 脳溝および脳室が❷（　　　　）する．
- ❸（　　　　）数の減少および萎縮が出現する．
  - 大脳：❹（　　　　）頭葉の萎縮．
  - 小脳：❺（　　　　）細胞の減少．
  - 脳幹：❻（　　　　）質・青斑核の萎縮．
- リポフスチンが❼（　　　　）する．
- アミロイド小体が増加する．

3 循環器系の生理的老化現象

a. 心臓の生理的老化現象
- 心筋細胞は軽度に❶（　　　　）し，❷（　　　　）浸潤を起こす神経細胞核の周囲にリポフスチンが沈着する．
- 洞房結節および房室伝導系は❸（　　　　）化する．
- 心臓弁の弁膜は❹（　　　　）・硬化し，弁輪は拡大，石灰化する．
- 僧帽弁と三尖弁に酸性ムコ多糖体が蓄積する．
- 冠状動脈は蛇行する．

b. 血管系の生理的老化現象
- 血管の伸展性が❺（　　　　）し，血管❻（　　　　）膜が変性する．
  - 中膜弾性線維は変性し走行が乱れて毛羽立つ．
  - 平滑筋細胞が減少，萎縮，変性する．
  - 血管基質にプロテオグリカンと膠原線維が増加する．
- 血管❼（　　　　）膜は肥厚し，平滑筋細胞，弾性線維，❽（　　　　）線維，基質は❾（　　　　）する．

解答　1 ❶内　❷外　❸病
　　　2 ❶脳回　❷拡大　❸神経細胞　❹前　❺プルキンエ　❻黒　❼増加
　　　3 a ❶萎縮　❷脂肪　❸線維　❹肥厚　b ❺低下　❻中　❼内　❽膠原　❾増加

SIDE MEMO

▶青斑核

第4脳室両側（正中溝の両側）に脳神経核隆起があり，そのすぐ内側にある青い色素をもった神経細胞の塊．菱形窩底を通して透けて青く見える．これを青斑核という．ノルアドレナリン作動性およびペプチド作動性で，視床下部，辺縁系，新皮質へ接続している．

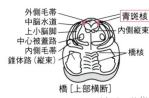

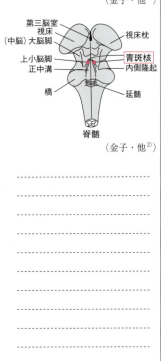

4 呼吸器系の生理的老化現象

・肺機能が加齢とともに低下する．

①肺胞壁の破壊は❶(　　　)．
②個々の肺胞径が❷(　　　)する．
③肺胞管が❸(　　　)する．

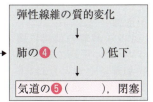

弾性線維の質的変化
↓
肺の❹(　　　)低下
↓
気道の❺(　　　)，閉塞

5 消化器系の生理的老化現象

・胃：❶(　　)膜が萎縮し，❷(　　　)化生の程度や頻度が高くなる．
・大腸：❸(　　　)ができやすく，腸壁の萎縮や菲薄化が起こる．
・肝臓
　・肝細胞数の❹(　　)→肝細胞索の細化と静脈洞の拡張．
　・肝重量の❹，肝細胞核の巨大化．
　・❺(　　)萎縮→リポフスチンが沈着．
　・アルブミンの産生低下→血清アルブミン値の❻(　　)．
　・薬物代謝能力の❻．
・膵臓：腺房細胞の萎縮脱落，間質の線維化，脂肪浸潤，❼(　　　)細胞の減少．

6 泌尿・生殖器系の生理的老化現象

・腎臓
　・糸球体数の❶(　　)，糸球体濾過量の減少．
　・糸球体の虚脱・硝子化，腎重量の❶．
　・血流量の減少．
　・皮質表面の粗大・細顆粒状化，腎髄質の酸性ムコ多糖類の減少．
・精巣：精細管基底膜の硝子様❷(　　　)．
　　　造精細胞の減少・消失．
・前立腺：❸(　)分泌腺→男性ホルモンの減少を伴い❹(　　　)．
　　　　❺(　)分泌腺→❻(　　)性肥大，❼(　　　)症．
・卵巣：卵巣の萎縮，卵巣ホルモンの減少，白体形成と黄体消失．
・子宮：子宮筋層の菲薄化，子宮血管壁の石灰化，内膜腺の萎縮．

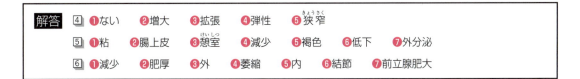

解答　4 ❶ない　❷増大　❸拡張　❹弾性　❺狭窄
　　　5 ❶粘　❷腸上皮　❸憩室　❹減少　❺褐色　❻低下　❼外分泌
　　　6 ❶減少　❷肥厚　❸外　❹萎縮　❺内　❻結節　❼前立腺肥大

SIDE MEMO

▶胸腺
　Tリンパ球の供給に関与する．小児期に発達し，壮年期になると1/3以下まで退縮し，脂肪組織へ変化する．

▶造血（3系統）細胞
　赤芽球，骨髄球，巨核球のこと．

7　内分泌系の生理的老化現象

・内分泌系臓器の萎縮と内分泌ホルモンの減少が起こる．
・甲状腺：甲状腺の重量の❶（　　　　），濾胞の萎縮，間質の線維化．
・副腎：球状体の萎縮と線維化，皮膜の線維性肥厚，副腎❷（　　）質の結節化→加齢とともに❸（　　　）．

8　血液・免疫系の生理的老化現象

・骨髄の❶（　　　）化，造血細胞数の❷（　　　　）．
・胸腺，脾臓，リンパ節の萎縮による❸（　　）リンパ球の減少
　→❹（　　）リンパ球にも影響し，❺（　　　　）性を示す．

9　骨の生理的老化現象

・骨の老化現象：❶（　　　　）の菲薄化→❷（　　　　）症．

骨粗鬆症に関係するホルモン		作　用	
女性ホルモン	❸（　　　　）の減少	骨❹（　　　）の促進 骨❺（　　　）の抑制	
カルシウム調節ホルモン	❻（　　　）腺ホルモンの減少	腸管からのCa❹の抑制	
	❼（　　　　）の減少	骨形成速度の❽（　　　）	

解答
7　❶減少　❷皮　❸増加
8　❶脂肪　❷減少　❸T　❹B　❺易感染
9　❶骨梁　❷骨粗鬆　❸エストロゲン　❹吸収　❺形成　❻副甲状　❼カルシトニン
　　❽抑制

演習問題

1. 老化に伴う生理機能の変化で正しいのはどれか．(52-PM68)
    1. 血管抵抗は低下する．
    2. 残気量は減少する．
    3. 心拍出量は増加する．
    4. 肺活量は増加する．
    5. 予備呼気量は減少する．

2. 加齢による身体構成成分の変化において若年時と比べて体重比が増加するのはどれか．(51-AM91)
    1. 骨　塩
    2. 脂　肪
    3. 細胞外液
    4. 細胞内液
    5. 細胞性固形物

3. 高齢者にみられる変化で正しいのはどれか．(51-PM68)
    1. 骨吸収は停止する．
    2. 残気量は減少する．
    3. 収縮期血圧は下降する．
    4. 水晶体は蛋白変性する．
    5. 皮膚の痛み閾値は低下する．

4. 高齢者の筋で誤っているのはどれか．(51-PM94)
    1. 筋断面積が減少する．
    2. 運動単位数が増加する．
    3. 筋力増強効果はみられる．
    4. タイプⅡ線維の萎縮が強い．
    5. 持久力は筋力に比較して維持される．

5. 高齢者にみられる特徴はどれか．(48-PM95)
    1. 男性における前立腺の萎縮
    2. 卵胞刺激ホルモンの低下
    3. 歩行開始時の心拍数減少
    4. 前角細胞数の減少
    5. 立位時の骨盤前傾

6. 高齢者で減少するのはどれか．2つ選べ．(46-PM68)
    1. 心拍出量
    2. 腎血流量
    3. 体脂肪率
    4. 末梢血管抵抗
    5. 機能的残気量

7. 高齢者の長期の安静臥床の影響として正しいのはどれか．2つ選べ．(46-PM82)
    1. 記銘力の低下
    2. 1回換気量の増加
    3. 循環血液量の減少
    4. 安静時心拍数の減少
    5. 血中カルシウム濃度の低下

8. 加齢によって増加するのはどれか．(45-PM95)
    1. 夜間尿量
    2. 腰椎骨密度
    3. 左室駆出率
    4. 動脈血酸素分圧
    5. 最大酸素摂取量

9. 生理的加齢によって脳の容積が縮小しているときの細胞の状態はどれか．(45-75)
    1. 壊　死
    2. 化　生
    3. 萎　縮
    4. 変　性
    5. 異形成

10. 加齢に伴う骨格筋の萎縮で正しいのはどれか．(44-50)
    1. 細胞のアポトーシスである．
    2. 退行性変化が特徴である．
    3. 筋原性変化が特徴である．
    4. 筋線維がマクロファージに貪食される．
    5. 筋線維が結合組織に置換される．

11. 高齢者における変化で誤っているのはどれか．(43-65)
    1. 収縮期血圧低下
    2. 腎血流量低下
    3. 心拍出量低下
    4. 赤血球数低下
    5. 体水分量低下

2 老化と疾患

SIDE MEMO

▶レビー小体
　主にパーキンソン病のとき，黒質と青斑を中心に脳幹に好発する，神経細胞体内封入体．アルツハイマー病，老人性認知症や老人の脳にもみられることがある．

▶老人斑
　老人斑はアミロイドβ蛋白を中心とした，変性した神経突起の集合物である．アルツハイマー病や高齢者の脳にみられる．

▶脳容量と認知症
　脳容量が100mℓ以上の減少は認知症との相関がある．

1 老化と中枢神経疾患

a. パーキンソン病

中脳の❶（　　）質神経細胞の萎縮，脱落
橋の❷（　　）核神経細胞の萎縮，脱落

→ ❸（　　）神経障害（血圧調節能の障害），残存神経細胞としてレビー小体が存在する．

b. 老化と認知症

・認知症：❹（　　）や❺（　　）が種々の原因により永続的または❻（　　）性に衰弱し，正常な社会経済的活動が妨げられる病態．

認知症を呈する疾患	特　徴
❼（　　　　　）病	・認知症の二大原因の1つ ・❽（　　）斑の出現 ・❾（　　）線維変性 ・脳の❿（　　）を起こす ・⓫性認知症との混在が多い
⓫（　　　　　）性認知症 （多発性梗塞性認知症）	・認知症の二大原因のうちの1つ ・⓬（　　）大脳動脈領域の梗塞 ・脳容量の減少，高血圧症が出現 ・❼病との混在が多い
⓭（　　　　　）病	・側頭葉と前頭葉の❿ ・残存神経細胞内にピック小体が存在

→第17章「認知症の病理」を参照．

2 老化と廃用症候群

❶（　　）臥床により，高頻度に❷（　　）症候群が合併する．

❸（　　）萎縮	関節拘縮	筋萎縮
❹（　　）	心理的荒廃	沈下性肺炎
起立性低血圧	褥瘡	❺（　　）症
便秘	尿路❻（　　）	尿失禁

解答
1 ❶黒　❷青斑　❸自律　❹知能　❺記憶（❹，❺順不同）　❻進行　❼アルツハイマー　❽老人　❾神経原　❿萎縮　⓫脳血管　⓬中　⓭ピック
2 ❶長期　❷廃用　❸骨　❹認知症　❺静脈血栓　❻結石

演習問題

1. 高齢者の肺炎の特徴として正しいのはどれか．(52-AM92)
   1. 高熱がみられる．
   2. 誤嚥性肺炎が多い．
   3. 肺尖部の病巣が多い．
   4. 咳反射の亢進がみられる．
   5. 死因となる例は減少している．

2. 高齢者にみられる病態のうち，低栄養の関与が低いのはどれか．(52-PM92)
   1. 貧血
   2. 褥瘡
   3. 大腿骨骨折
   4. サルコペニア
   5. 虚血性心疾患

3. 高齢者の心理と関連するのはどれか．(40-59)
   1. 血統妄想
   2. 恋愛妄想
   3. 被毒妄想
   4. つきもの妄想
   5. もの盗られ妄想

4. 高齢者の頸髄損傷で正しいのはどれか．(39-90)
   1. 半側横断型不全損傷が多い．
   2. スポーツ傷害で起こりやすい．
   3. 頸椎の骨傷を伴わないことが多い．
   4. 上肢に比べ下肢の障害が重い．
   5. 頸部過屈曲を受傷機転とする．

5. 寝たきりとなった高齢者が有する疾患で多いのはどれか．2つ選べ．(33-100)
   1. 脳血管障害
   2. 肺気腫
   3. 関節リウマチ
   4. 心筋梗塞
   5. 大腿骨頸部骨折

6. 高齢者の軽微な頭部外傷に続発するのはどれか．(31-79)
   1. 硬膜外血腫
   2. 硬膜下血腫
   3. クモ膜下出血
   4. 大脳皮質下出血
   5. 正常圧水頭症

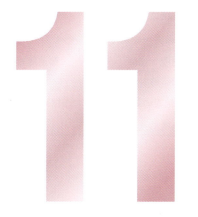

第11章　神経疾患の病理

1. 末梢神経疾患の病理……………………………106
2. 中枢神経性の変性疾患・脱髄性疾患の病理……109
3. 脳血管障害の病理………………………………115

1 末梢神経疾患の病理

SIDE MEMO

▶ 有髄神経線維（断面図）

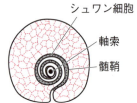

（荒木，一部改変¹⁾）

シュワン細胞（末梢膠細胞）の膜がコイル状に軸索の周囲を何回も巻いている（髄鞘）．

▶ 無髄神経（断面図）

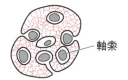

（荒木，一部改変²⁾）

軸索は細胞内に埋没

▶ ニューロパチー
原因に関係なく，すべての末梢神経障害の総称．

▶ ギラン・バレー症候群
筋力低下と感覚障害を主徴として発症し，末梢神経に節性脱髄が生じる疾患（原因不明）．

1 末梢神経

末梢神経線維の種類	特徴	神経線維
❶（　　）髄神経線維	❷（　　）で覆われる ❸（　　）細胞が軸索をコイル状に包む 1本の軸索＋❷あり 伝導速度：速い	❹（　　）神経 ❺（　　）神経 ❻（　　）神経 節前線維
❼（　　）髄神経線維	❷で覆われない ❸細胞内に軸索が埋没する 1本の軸索のみ❷なし 伝導速度：遅い	❻神経節後線維

2 末梢神経障害

病変	病因	疾患
❶（　　）性ニューロパチー	❸（　　）変性	外傷による切断
	❹（　　）	❺（　　）病，ジフテリア，鉛中毒，慢性アルコール中毒，❻（　　）症候群，シャルコー・マリー・トゥース病
	軸索変性	❼（　　）欠乏症，ペラグラ　代謝障害，アクリルアミド中毒
❷（　　）性ニューロパチー	❽（　　）性病変	結節性動脈周囲炎，膠原病
	炎症反応，肉芽組織	癩結節，サルコイドーシス
	物理的圧迫	外傷

解答
1 ❶有 ❷髄鞘 ❸シュワン ❹運動 ❺感覚（4，5順不同） ❻自律 ❼無
2 ❶実質 ❷間質 ❸ワーラー ❹節性脱髄 ❺糖尿 ❻ギラン・バレー ❼ビタミンB₁ ❽血管

SIDE MEMO

▶ ティネル (Tinel) 徴候
　神経線維が再生する経過において放散される激痛が日時の経過とともに末梢へ移行していく現象．軸索の先端部は髄鞘に被覆されていないため機械的刺激に対して過敏であり，軽く皮膚の表面を叩くと激しい痛みが放散する．

▶ シャルコー・マリー・トゥース病
　下肢脊髄前角細胞より末梢神経の脱髄，軸索変性を伴う神経原性筋萎縮性疾患．下肢遠位部に始まる逆シャンペンボトル型の下肢萎縮，および感覚障害を主徴とする．顔面・体幹・肢帯筋は侵されない．優性または伴性劣性遺伝性疾患．20歳以下の男子に多い．

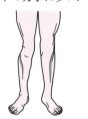
〈逆シャンペンボトル※型下肢萎縮〉

※シャンペンボトル

③ ニューロパチーの3型

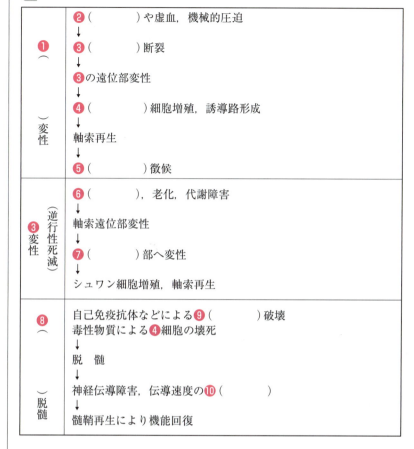

❶（　）変性	❷（　　　　）や虚血，機械的圧迫 ↓ ❸（　　　　）断裂 ↓ ❸の遠位部変性 ↓ ❹（　　　　）細胞増殖，誘導路形成 ↓ 軸索再生 ↓ ❺（　　　　）徴候
❸変性 （逆行性死滅）	❻（　　　），老化，代謝障害 ↓ 軸索遠位部変性 ↓ ❼（　　　）部へ変性 ↓ シュワン細胞増殖，軸索再生
❽（　　　）脱髄	自己免疫抗体などによる❾（　　　　）破壊 毒性物質による❹細胞の壊死 ↓ 脱　髄 ↓ 神経伝導障害，伝導速度の❿（　　　） ↓ 髄鞘再生により機能回復

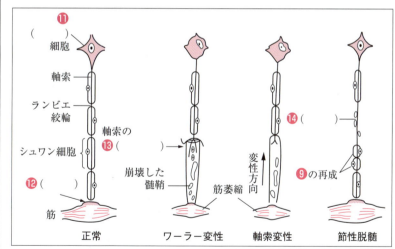

正常　　ワーラー変性　　軸索変性　　節性脱髄

解答 ③ ❶ワーラー　❷外傷　❸軸索　❹シュワン　❺ティネル　❻切断　❼近位　❽節性　❾髄鞘　❿低下　⓫神経　⓬終板　⓭再成　⓮脱髄

演習問題

1. 末梢神経損傷で予後が最も良いのはどれか．（46-68）
   1. Waller変性
   2. 放射線ニューロパチー
   3. neurotmesis
   4. axonotmesis
   5. neurapraxia

2. 有髄末梢神経切断後の変性について正しいのはどれか．（44-49）
   1. 切断部から末梢側の軸索の興奮性は切断後4週後まで保たれる．
   2. 切断部から末梢側の軸索の変性は最末端から中枢側へ進行する．
   3. Schwann細胞の変性は切断部位に限局して生じる．
   4. 切断部から中枢側への逆行性変性が出現する．
   5. 変性後に再生する軸索にSchwann細胞は付着しない．

3. 末梢神経損傷で予後が最も良いのはどれか．（41-83）
   1. ニューロトメーシス
   2. アクソノトメーシス
   3. ニューロプラキシア
   4. ワーラー変性
   5. 引き抜き損傷

4. 末梢神経損傷後の変化で正しいのはどれか．**2つ選べ**．（29-53）
   1. 軸索の変性が起こるとシュワン細胞に形態変化が生じる．
   2. ワーラー変性は損傷部位の近位部と遠位部とに生じる．
   3. 軸索変性があっても神経筋接合部に変化は生じない．
   4. 軸索再生の速度は1日約3mmである．
   5. 神経腫は再生軸索から発生する．

2 中枢神経性の変性疾患・脱髄性疾患の病理

SIDE MEMO

▶アルツハイマー病
（発症年齢）
　初老期性は40歳代後半～50歳代，高齢期性は70歳代後半に好発
（臨床症状）
　記憶障害，意欲障害，判断障害，失語，失行，失認，人格障害，感情障害

▶トリソミー
　染色体の異数性異常．人の染色体は，一般に22対44本（1対2本）の常染色体と，1対2本の性染色体の23対46本であるが，対になっている2本の相同染色体以外にもう1本余分に染色体がある状態．ダウン症候群は21トリソミーで，これは21番目の染色体が3本あるということになる．

▶ダウン症候群
　主な臨床症状として，特異なモンゴロイド様顔貌（右図参照），手指の異常，筋緊張低下，耳介変形，知的障害，先天性心疾患などを合併する．

1 変性疾患

a. 皮質性認知症疾患

(1) アルツハイマー病
- 著明な脳萎縮，特に❶（　　　　）葉内側面に顕著な萎縮像．
- 大脳皮質神経細胞の❷（　　　　）・❸（　　　　）．
- ❹（　　　　）…アミロイド蛋白，β蛋白の沈着．
- ❺（　　　　）変化．

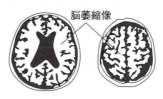
── CT像 ──

(2) ダウン症候群
- 第❻（　　　　）番目常染色体異常（トリソミー）．
- 病理学的変化 ⎰ 大脳皮質神経細胞の❼（　　　　）
　　　　　　　⎨ 小脳の❽（　　　　）
　　　　　　　⎩ 視床，延髄の❾（　　　　）

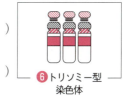
❻トリソミー型染色体

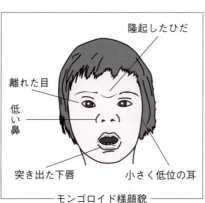
── モンゴロイド様顔貌 ──

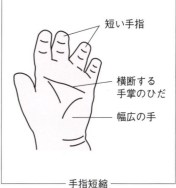
── 手指短縮 ──

解答 1 a ❶側頭　❷萎縮　❸脱落（❷，❸順不同）　❹老人斑　❺神経原線維　❻21　❼減少　❽発育不良　❾石灰沈着

SIDE MEMO

▶パーキンソン病の姿勢

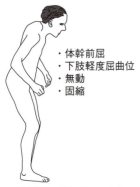

・体幹前屈
・下肢軽度屈曲位
・無動
・固縮

▶線条体（尾状核と被殻）

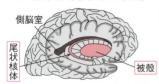

（金子・他，一部改変[3]）

▶グリオーシス
　グリア細胞の増生をグリオーシスという．

▶運動ニューロン疾患
　随意運動神経系のみが選択的に侵される疾患の総称．

---

b. 大脳基底核疾患

(1) パーキンソン病の病理学的変化
・中脳：❿（　　　）質神経細胞の萎縮，脱落
・橋　：⓫（　　　）核神経細胞の萎縮，脱落
　　　　⓬（　　　）神経障害〈血圧調節能の障害〉
・残存神経細胞にレビー小体が存在する

(2) ハンチントン病
・⓭（　　　）性遺伝性の変性疾患
・臨床症状：舞踏様の不随意運動，認知症，人格障害
・病理学的特徴：
　・⓮（　　　）（尾状核，被殻）の変性・萎縮
　・⓮の小形神経細胞の変性・消失
　・線維性⓯（　　　）の出現
　・大脳皮質・白質の萎縮
　　大脳皮質神経細胞の変性・消失
　・細胞構築は比較的⓰（　　　）の状態を保つ

c. 運動ニューロン疾患

(1) 筋萎縮性側索硬化症（ALS）
　運動ニューロン疾患の代表的疾患．⓱（　　　）期以降に発症．男性にやや多い．予後不良．

	一次運動ニューロン障害	二次運動ニューロン障害
症状	深部反射⓲（　　　） バビンスキー反射亢進 球麻痺症状	筋線維⓴（　　　） 四肢筋の筋萎縮 手内在筋筋力低下
病理	変性・萎縮・脱落 ①大脳皮質中心前回の 　⓳（　　　）細胞 ②錐体路	変性・萎縮・脱落 ①脳幹・脊髄前角細胞の 　㉑（　　　）細胞 ②末梢神経

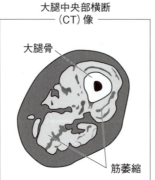

大腿中央部横断
（CT）像

大腿骨
筋萎縮

←四肢筋の像では明らかな筋萎縮がみられる．

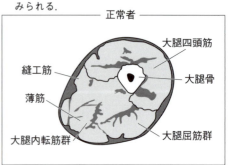

正常者

大腿四頭筋
縫工筋
大腿骨
薄筋
大腿内転筋群
大腿屈筋群

解答　①b　❿黒　⓫青斑　⓬自律　⓭優　⓮線条体　⓯グリオーシス　⓰正常
　　　　c　⓱中年　⓲亢進　⓳ベッツ　⓴束性れん縮　㉑運動神経

SIDE MEMO

▶ウェルドニッヒ・ホフマン病

　常染色体性劣性遺伝による脊髄性進行性筋萎縮症で，前角細胞の変性により進行性に筋が萎縮する予後不良の疾患．

▶クーゲルベルグ・ウェランダー病

　常染色体性劣性遺伝による脊髄性進行性筋萎縮症で，若年性（2〜17歳）発症．特徴は神経原性萎縮（肢帯筋や四肢近位筋の筋力低下）で進行経過は長く，予後は比較的良好である．

〈筋電図所見〉

　筋の弛緩した安静時に㉒（　　　　　　）原性筋萎縮性放電（線維性収縮電位，線維束性収縮電位）がみられる．

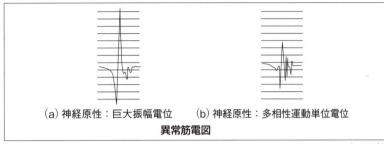

(a) 神経原性：巨大振幅電位　　(b) 神経原性：多相性運動単位電位

異常筋電図

(加藤4))

(2) 脊髄性筋萎縮症（SMA：Spinal Muscular Atrophy）

　脊髄の運動神経細胞〔脊髄前角細胞（α運動ニューロン）〕の病変によって起こる㉒（　　　　　）原性の筋萎縮症の運動ニューロン病．㉓（　　　　）ニューロンのみ障害される．

・性別：男女差なし．

・遺伝性：小児期発症のSMA（Ⅰ型）=第㉔（　　　）染色体に病因遺伝子を持つ㉕（　　　　　　）遺伝性疾患．

　　　　　成人期発症のSMA（Ⅳ型）=遺伝子的に複数の成因の混在．

・遺伝子：SMN遺伝子（第㉔染色体に存在する神経細胞㉖（　　　）抑制蛋白遺伝子）は神経細胞の㉖を抑制する蛋白質．

・症状：進行性，四肢・体幹の筋力低下，筋萎縮，㉗（　　　　　）反射の減弱・消失．

分類	発症年齢・遺伝形式	到達運動機能	特徴
Ⅰ型（重症型）(Werdnig-Hoffmann病)	・0〜6カ月 ・㉕遺伝 ・95％にSMN遺伝子の欠損	㉘（　　）位は未獲得	・1人/10,000人 ・㉙（　　　　　）乳児 ・哺乳困難，嚥下困難，誤嚥 ・呼吸不全，舌の細かい震え ・1歳までに呼吸不全で死亡
Ⅱ型：中間型（Dubowitz病）	・6カ月〜1歳6カ月 ・㉕遺伝 ・95％にSMN遺伝子の欠損	㉚（　　）位は未獲得	・初発は㉛（　　　　）筋萎縮 ・舌の線維束性収縮，手指の振戦，関節拘縮，側弯，上気道感染，肺炎，無気肺，呼吸不全 ・10歳までに呼吸不全で死亡
Ⅲ型：軽症型（Kugelberg-Welander病）	・1歳6カ月〜20歳 ・㉕遺伝 ・常染色体優性遺伝 ・50％にSMN遺伝子変異	立位・歩行可能	・筋萎縮の進行が遅い（良性） ・易転倒，歩行困難，立位困難，上肢挙上困難，㉜（　　　）
Ⅳ型：成人期発症	・20歳以上の成人 ・孤発 ・㉕遺伝 ・常染色体優性遺伝 ・20％以下にSMN遺伝子変異	正常運動発達	・筋萎縮性側索硬化症より少ない ・㉜は見られない ・発症年齢が遅いほど進行スピードは緩やか

解答　①c　㉒神経　㉓下位運動　㉔5　㉕常染色体劣性　㉖アポトーシス　㉗深部腱　㉘座　㉙ぐにゃぐにゃ　㉚立　㉛下肢　㉜側弯

SIDE MEMO

▶ 晩発性小脳皮質萎縮症
小脳性運動失調（下肢＞上肢），遺伝性素因なし．

▶ ホームズ小脳萎縮症
常染色体優性・劣性遺伝．小脳性運動失調（下肢＞上肢，構音障害），眼症候，精神知能障害へ進行する．

▶ オリーブ橋小脳萎縮症
小脳性運動失調（下肢＞上肢，構音障害），眼症候，パーキンソン症候，自律神経症候，錐体路徴候，遺伝性素因なし．

▶ メンツェル型
オリーブ橋小脳病変をもつ遺伝性の失調症をまとめてメンツェル型と呼ぶ．常染色体優性・劣性遺伝．小脳性運動失調（下肢＞上肢，構音障害），眼症候，パーキンソン症候，不随意運動，舞踏アテトーゼ，排尿障害，錐体路徴候，精神知能障害が出現する．

▶ フリードライヒ病
常染色体劣性遺伝．運動失調（下肢＞上肢）不安定性（上肢・体幹），深部感覚障害，バビンスキー徴候，構音障害，眼症候，心臓機能障害が出現する．

▶ 遺伝性痙性対麻痺
常染色体優性・劣性遺伝．痙性運動障害（下肢→上肢，口部）が出現する．

d. 脊髄小脳変性症

(1) 分類

分類		疾患	病理学的所見	
㉝（　）萎縮型	非遺伝性	晩発性皮質萎縮小脳症	・小脳㉞（　　　）の萎縮 ・プルキンエ細胞の消失 ・オリーブ核の変性	小脳皮質／延髄
	遺伝性	小脳萎縮症ホームズ型	・小脳上虫部の㉟（　　　）細胞の脱落 ・オリーブ核，オリーブ小脳路の変性 ・橋は正常	
㊱（　）萎縮型	非遺伝性	オリーブ橋小脳萎縮症	・橋核，橋小脳路，小脳白質，小脳半球皮質の変性 ・小脳皮質のプルキンエ細胞の萎縮・消失 ・被殻，黒質の神経細胞の脱落，㊲（　　　）細胞の増生	小脳皮質／橋／延髄
	遺伝性	メンツェル型	・オリーブ核・橋・小脳の萎縮 ・黒質，視床下核，後索，脊髄小脳路，錐体路の変性	小脳皮質／橋／延髄／クラーク柱
㊳（　）萎縮型	遺伝性	フリードライヒ病	・脊髄神経㊴（　　　）の変性・萎縮 ・錐体路，脊髄小脳路の変性	クラーク柱
		遺伝性痙性対麻痺	・㊵（　　　）路の変性 ・脊髄小脳路変性	

※ ▇：変性萎縮部位

（水野，一部改変[5])）

解答 ① d ㉝小脳 ㉞上面 ㉟プルキンエ ㊱脊髄小脳 ㊲グリア ㊳脊髄 ㊴後索 ㊵皮質脊髄

SIDE MEMO

▶多発性硬化症
15〜50歳の女性に好発.視神経炎,複視,眼振の眼球運動障害,痙性麻痺,有痛性強直性けいれん発作,レルミット症候群,失調症,言語障害,膀胱直腸障害などの症状が組み合わされて出現する.増悪と寛解を繰り返す特徴がある.

▶ギラン・バレー症候群
感冒様症状や下痢,腹痛
↓
1〜2週間経過後
急性に神経症状発現
(弛緩性の運動麻痺)
(深部腱反射の消失)
↓
1カ月以内に症状固定
↓
一定状態が継続
↓
3カ月〜1年で徐々に回復

(2) 小脳皮質と求心路・遠心路

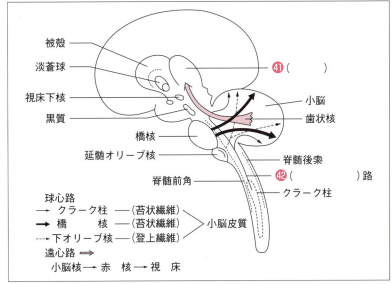

求心路
→ クラーク柱 ──（苔状繊維）
➡ 橋　　核 ──（苔状繊維）　〉小脳皮質
┈▶ 下オリーブ核 ──（登上繊維）
遠心路 ⇒
　小脳核→ 赤　核→ 視　床

(水野,一部改変6))

2 脱髄性疾患

疾　患	病理学的所見
❶(　　　)症	・斑状の脱髄病巣 　側脳室周囲,視神経,脳幹,脊髄の❷(　　)質 ・❸(　　　)の破壊（＋） ・軸索および神経細胞の破壊（−） ・早期脱髄病巣 　炎症性細胞の浸潤（＋）→❹(　　)脈周囲に集積 ・脱髄病巣の慢性期:❺(　　　)線維に置換,硬化
❻(　　　)症候群	・原因不明 　末梢神経の❼(　　　)脱髄性疾患 ・脳脊髄液の蛋白細胞解離（細胞数は正常,蛋白は上昇）

解答 1 d ㊶視床 ㊷脊髄小脳
2 ❶多発性硬化 ❷白 ❸髄鞘 ❹小静 ❺グリア ❻ギラン・バレー ❼節性

演習問題

1. 疾患と原因・病理学的変化の組合せで正しいのはどれか．(52-PM75)
    1. Creutzfeldt Jacob病 ──── 感染性疾患
    2. Parkinson病 ──── 脱髄疾患
    3. 肝性脳症 ──── 神経変性疾患
    4. 正常圧水頭症 ──── 血行障害
    5. 多発性硬化症 ──── 腫瘍性疾患

2. 疾患と病理変化の組合せで誤っているのはどれか．(50-AM75)
    1. Parkinson病 ──── 大脳白質の変性
    2. 多発性硬化症 ──── 中枢神経の脱髄
    3. Huntington病 ──── 線条体の変性
    4. Alzheimer型認知症 ──── 大脳皮質の変性
    5. 筋萎縮性側索硬化症 ──── 脊髄前角細胞の脱落

3. 病変部位で誤っている組合せはどれか．(40-49)
    1. 筋萎縮性側索硬化症 ──── 脊髄前角
    2. 急性灰白髄炎(ポリオ) ──── 脊髄後角
    3. Parkinson病 ──── 中脳黒質
    4. Huntington病 ──── 線条体
    5. Alzheimer病 ──── 大脳皮質

4. Guillain-Barré症候群で誤っているのはどれか．(36-89)
    1. 脱髄性の末梢神経障害
    2. 感冒様の前駆症状
    3. 深部腱反射の消失
    4. 髄液中の細胞数増加
    5. 四肢遠位部の筋力低下

5. 変性疾患でないのはどれか．(34-54)
    1. Shy-Drager症候群
    2. Charcot-Marie-Tooth病
    3. Parkinson病
    4. Huntington舞踏病
    5. Guillain-Barré症候群

3 脳血管障害の病理

SIDE MEMO

1 脳梗塞

a. 分類

	脳❶（　　　）症	脳❷（　　　）症
CT像	広範囲低吸収域	高吸収域／低吸収域 心房細動による脳塞栓 右前頭葉内部に高吸収域を伴う低吸収域，出血性梗塞
障害	❸（　　　　　　　）症に伴う血栓 a. 粥状硬化 　　好発 　　　内頸動脈，椎骨脳底動脈， 　　　ウィリス動脈輪 b. 小動脈の血管壊死 　　好発 　　　基底核，視床	心臓や太い血管に生じた血栓の❹（　　　） ↓ 血液により運搬 ↓ 頸部または頭蓋内動脈を閉塞
病理所見	a. ❺（　　　）硬化による梗塞 　広範な出血性梗塞 　梗塞組織は数日で❻（　　　） 　　　↓ 　❼（　　　）・修復 　大病巣：❽（　　　）瘢痕 　　　⇒ ❾（　　　）状 b. 穿通枝領域の梗塞 　出血性梗塞 　両側性の❿（　　　）梗塞 　→多発性脳梗塞 c. 大脳深部白質の梗塞	脳⓫（　　　）を伴う 出血性梗塞
経過発症	⓬（　　　）的に進行	⓭（　　　）的に発症

▶グリア瘢痕
（神経膠瘢痕）
脳破壊損傷時にみられる治癒瘢痕．神経膠線維で欠損部を埋める．

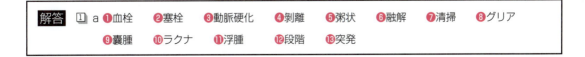

解答　1 a ❶血栓　❷塞栓　❸動脈硬化　❹剝離　❺粥状　❻融解　❼清掃　❽グリア　❾囊腫　❿ラクナ　⓫浮腫　⓬段階　⓭突発

SIDE MEMO

b. 脳梗塞病巣の経時的変化

病期	経過時間	病理所見
❹( )期	18～24時間	肉眼的所見なし
	24時間～数日	神経細胞の壊死，梗塞巣は軽度腫脹，周囲との境界は❺( )瞭
❻( )期	数日～数週	多数の❼( )が出現 ↓ 組織崩壊産物の❽( )，神経細胞の脱落 ↓ 毛細血管が新生 ↓ 浮腫が軽減
❾( )期	数カ月～1年以後	⓴( )線維の増生による瘢痕化，偽囊胞化，組織欠損部の水様透明化，CT像では低吸収域像

2 頭蓋内出血

種類	脳出血	くも膜下出血
病理	❶( )血圧 ↓ 動脈壁は壊死， ❷( )変性 ↓ ❸( )動脈の破綻	❽( )の破裂 ・脳動静脈奇形破裂 ・高血圧性脳内出血 脳底部動脈分岐部の❾( )状動脈瘤 ↓ 破裂 ↓ くも膜下腔に出血
病理所見	穿通枝動脈領域の❹( ) 視床，脳幹部に好発 血腫 ↓ 数日　❺( ) ↓ 1～2週後　壊死組織，血球，マクロファージ出現 ↓ 1カ月以後　褐色血腫の溶解進行 ↓ 結合織線維出現 ↓ ❻( )線維の増殖 ↓ 数カ月　グリア瘢痕化 ↓ ❼( )化	❾状動脈瘤は❿( )動脈輪の分岐部に好発 出血 ↓ シルヴィウス裂，正中裂，脳底槽に拡大 ↓ ⓫( )により吸収 ↓ くも膜線維性⓬( ) ↓ 脳内水腫 〈大量出血の場合〉血管攣縮続発 ↓ 二次的に脳内血腫，脳室内出血

解答 1 b ⓮壊死 ⓯不明 ⓰液化・吸収 ⓱マクロファージ ⓲清掃 ⓳瘢痕・囊胞 ⓴グリア
2 ❶高 ❷類線維素 ❸小 ❹被殻 ❺融解 ❻グリア ❼囊腫 ❽脳動脈瘤 ❾囊 ❿ウィリス ⓫マクロファージ ⓬肥厚

演習問題

1. 脳血管障害について誤っているのはどれか．（52-AM88）
    1. 高血圧は脳出血の危険因子である．
    2. くも膜下出血は女性よりも男性に多い．
    3. 発作性心房細動は脳塞栓の危険因子である．
    4. 癌の不随する凝固異常は脳塞栓の原因となる．
    5. 慢性腎臓病〈CKD〉は脳卒中の危険因子である．

2. 突然の左不全片麻痺を呈して搬送された患者の発症後3時間の頭部MRIの拡散強調像を下に示す．最も考えられるのはどれか．（51-AM94）
    1. 脳出血
    2. 脳梗塞
    3. 脳腫瘍
    4. 脳静脈瘻
    5. くも膜下出血

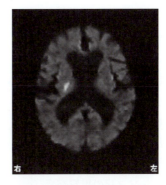

3. 頭部CTを下に示す．所見として考えられるのはどれか．（47-PM77）
    1. 脳梗塞
    2. 被殻出血
    3. 尾状核出血
    4. くも膜下出血
    5. 頭頂葉皮質下出血

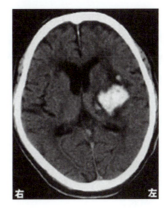

4. 脳梗塞の原因で誤っているものはどれか．（43-88）
    1. 心房細動
    2. もやもや病
    3. 心臓弁膜症
    4. Buerger病
    5. 頸動脈粥状硬化

5. 脳血管障害で誤っているのはどれか．(41-87)
   1. 危険因子として高血圧がある．
   2. 脳出血の原因として動脈壁の線維素性壊死が関与する．
   3. 若年層の脳出血は動静脈奇形が原因となる．
   4. 脳血栓の原因として心弁膜症がある．
   5. 脳動脈瘤は脳底部に好発する．

6. 脳血栓と比較して脳出血に特徴的なのはどれか．(40-71)
   1. 活動時に発症しやすい．
   2. 症状の進行が緩徐である．
   3. 高齢者に多い．
   4. TIAを前駆症候とする．
   5. 意識障害は軽いことが多い

7. CTが最も的確にその病変を描出するのはどれか．(38-96)
   1. アルツハイマー病の初期像
   2. 脳出血の血腫
   3. 破裂出血していない動脈瘤
   4. 多発性硬化症の脱髄巣
   5. パーキンソン病の黒質病変

8. 脳血管障害で正しい組合せはどれか．(38-64)
   1. 脳出血　―――――― 夜間就眠中に発症することが多い．
   2. くも膜下出血 ―――― 突発的に発症する．
   3. 脳血栓　―――――― 数分で症候は完成する．
   4. 脳塞栓　―――――― 症候の完成までに1～2日を要する．
   5. 一過性脳虚血発作 ―― 血圧の上昇で発症する．

9. 脳血栓に比べ脳出血に特徴的なのはどれか．2つ選べ．(37-99)
   1. 症状の進行は緩徐である．
   2. 高血圧がある．
   3. 活動時の発症が多い．
   4. 高齢者に多い．
   5. 心疾患を多く合併する．

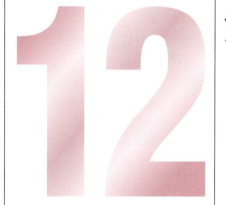

第12章　運動器疾患の病理

1. 骨関節疾患の病理……120
2. 筋疾患の病理…………124

1 骨関節疾患の病理

SIDE MEMO

▶その他の無腐性骨壊死
〈キーンベック病〉
　月状骨の無腐性壊死．男性に多発．大工，土木業種に多い．症状は手関節部の運動時痛と可動制限である．X線所見で月状骨の硬化・分裂・扁平化像がみられる．

〈ケーラー病〉
　足舟状骨の無腐性壊死．4〜5歳男児に多い．

〈オスグッド・シュラッター病〉
　脛骨粗面付近の疼痛を主訴とする疾患．10〜15歳の男児に多い．原因は脛骨粗面に存在する骨端核にかかる機械的牽引力性の炎症や脛骨粗面の異所性化骨などである．病理所見としては，脛骨粗面の骨破壊および骨新生である．

〈離断性骨軟骨炎〉
　無腐性骨壊死を生じた軟骨片が関節面から遊離し，関節遊離体（関節ネズミ）が出現する．次いで，関節炎を起こし，変形性関節症状を呈す．好発部位は肘関節，股関節，膝関節などである．

1 無腐性骨壊死

大腿骨骨頭壊死：大腿骨骨頭の広範囲な虚血性壊死

疾患	原因と特徴	病理所見	
❶（　　　）病	・5〜6歳男児に多発 ・大腿骨❷（　　　）核の❸（　　　）性壊死	初期	❹（　　　）の充血 浮腫
		壊死期	骨端部全体の❺（　　　）
		再生期	❻（　　　）組織による壊死骨の吸収 骨新生開始
		遺残期	新生骨の置換完了
❼（　　　）性大腿骨骨頭壊死	・副腎皮質ホルモン投与 ・❽（　　　）中毒 ・肝障害 ・血管病変	stage Ⅰ	❾（　　　）部の限局性壊死
		stage Ⅱ	壊死周囲に❻形成 新生骨の修復像
❿（　　　）性大腿骨骨頭壊死	・大腿骨頸部⓫（　　　）側骨折 ・外傷性股関節脱臼 ・ベーチェット病 ・⓬（　　　）病（潜水病）	stage Ⅲ	壊死部の境界は⓭（　　　） 骨頭部面の剝離 骨面の露出
		stage Ⅳ	骨頭部軟骨の剝離 骨面の露出

解答 ① ❶ペルテス ❷骨端 ❸阻血 ❹骨膜 ❺壊死 ❻肉芽 ❼特発 ❽アルコール ❾骨頭 ❿症候 ⓫内 ⓬潜函 ⓭明瞭

SIDE MEMO

▶リウマチ結節
　皮下組織に出現する小結節で，結節の中心部にフィブリノイド壊死がみられる．

▶悪性関節リウマチ
　関節リウマチに結節性多発動脈炎様の血管炎を伴う疾患で，急激な死の転帰をとる予後不良の関節リウマチ．

▶パンヌス
　軟骨表面を侵食している血管新生を伴った肉芽．関節リウマチなどでの関節軟骨の破壊の原因になる．

▶間質性肺炎
　肺の間質組織（肺胞と毛細血管を取り囲む部分）の線維化が起こる疾患のこと．間質性肺炎のうち特発性間質性肺炎は日本の特定疾患であり，特発性肺線維症及び急性間質性肺炎については難治性である．

▶肺線維症
　間質性肺炎が進行して炎症組織が線維化したもの．

2 炎症性関節疾患

a. 関節リウマチ

- 原因不明の慢性関節炎を主症状とする疾患
- 男女比は約1：4で女性に多発
- 好発年齢は30〜50歳
- 関節外症状および病変
  - 全身症状：発熱，全身倦怠感，貧血，❶（　　　　　）結節
  - 心病変　：心弁膜炎，心筋炎，心外膜炎
  - 肺病変　：❷（　　　　　）症（間質性肺炎）
  - 神経病変：多発性神経炎

〈病理所見〉

病期	病理所見
初期	〈❸（　　　　　）症状〉 　❸の充血，❸表面に❹（　　　　　）析出，❸被覆細胞の増生，部分的❸剝離 〈関節症状〉 　炎症細胞の浸潤，❺（　　　　），リンパ濾胞の形成， 　関節液中への❻（　　　　）球の遊出
中期	〈関節滑膜症状〉 　滑膜被覆細胞の増生→❼（　　　　　）形成，絨毛の肥厚 〈❽（　　　　　）組織の増殖〉 　滑膜肥厚→関節軟骨表面の肥厚 　→関節腔内に肉芽充満→軟骨および骨の破壊
後期	〈関節軟骨〉関節軟骨の破壊と消失→❾（　　　　）性結合組織に置換 〈関節症状〉線維性癒着→骨性❿（　　　　） 〈骨および筋肉〉萎縮

b. 化膿性関節炎

〈病理所見〉

病期	病理所見
初期	骨膜の⓫（　　　　　），浮腫，炎症細胞浸潤 関節液分泌⓬（　　　　　）関節腔内への好中球の流出
炎症期	関節軟骨の変性および⓭（　　　　）
慢性期	肉芽組織の増殖により❼形成，関節強直

---

 ② a ❶リウマチ　❷肺線維　❸関節滑膜　❹フィブリン　❺浮腫　❻好中
　　　　❼パンヌス　❽肉芽　❾線維　❿強直　b ⓫充血　⓬亢進　⓭脱落

3 変形性関節疾患

a. 変形性関節症

・原因

分類	原　　因
原発性	❶(　　　　　　)，加齢，過剰使用，肥満
続発性	〈外傷〉関節内骨折，半月板損傷 〈先天異常〉❷(　　　　　　　　　) 〈炎症〉関節リウマチ，化膿性関節炎，結核性関節炎

・病理所見

病期	肉眼的所見	組織学的所見
初期	関節軟骨：❸(　　　)の消失 関節面周囲：軟骨の❹(　　　)	・関節軟骨の軟骨細胞の❻(　　　) ・❼(　　　)崩壊
進行期	関節軟骨の崩壊 ❺(　　)質の露出	・軟骨の磨耗，破損 ↓ ❽(　　　　) ↓ 軟骨の剥離 ↓ 軟骨下層の骨組織露出 ↓ ❾(　　　)化，嚢胞形成

b. 変形性脊椎症

・病理所見

- 椎間板症状 → ❿(　　　　)化，非対称化，石灰化変性
- 椎間腔の狭小化，脊椎後弯の増強
- 椎体縁の⓫(　　　　)形成，椎体辺縁部の⓬(　　　　)隆起

c. 椎間板ヘルニア

・病理所見

〈線維輪〉⓭(　　　　)変性
〈髄核〉水分⓮(　　　) → 壊死 → 亀裂，線維輪の断裂

↓

小⓯(　　　　)形成，顆粒状崩壊

解答 ③ a ❶体重増加　❷先天性股関節脱臼　❸光沢　❹肥大　❺骨　❻増生　❼軟骨
❽亀裂　❾線維　b ❿狭小　⓫骨棘　⓬化骨　c ⓭粘液　⓮減少　⓯嚢胞

演習問題

1. 急性炎症が主な病態であるのはどれか．（46-AM76）
   1. 肩関節周囲炎
   2. 痛風性関節炎
   3. 結核性膝関節炎
   4. 肘離断性骨軟骨炎
   5. 上腕骨外側上顆炎

2. 変形性関節症の病理学的変化はどれか．（46-PM75）
   1. 関節軟骨の破壊
   2. アミロイドの沈着
   3. 尿酸塩結晶の沈着
   4. ピロリン酸カルシウムの沈着
   5. Langhans（ラングハンス）巨細胞の出現

3. 関節の慢性炎症で誤っているのはどれか．（41-49）
   1. 骨塩量の減少
   2. 軟骨の変性
   3. 組織内の好中球集積
   4. 結合織の増殖
   5. 血管の増生

4. 関節リウマチにみられないのはどれか．（40-81）
   1. 関節滑膜の炎症
   2. 関節軟骨の破壊
   3. 関節周囲の腱断裂
   4. 関節内の結晶析出
   5. 関節の亜脱臼

5. 誤っているのはどれか．（39-54）
   1. 骨軟化症の骨組織には類骨が残存する．
   2. 甲状腺機能亢進症では病的骨折が起こる．
   3. クッシング症候群では骨粗鬆症が起こる．
   4. 関節リウマチではパンヌスが形成される．
   5. 変形性関節症では関節縁に骨棘が形成される．

6. 変形性脊椎症の病理所見で誤っているのはどれか．（36-53）
   1. 椎間板の変性・突出
   2. 椎体辺縁の骨棘形成
   3. 椎間腔の狭小
   4. 脊髄血管の奇形
   5. 脊柱弯曲の増強

7. 関節リウマチの病理所見に含まれないのはどれか．（33-51）
   1. 滑膜細胞の増殖
   2. 結晶の沈着
   3. 肉芽の形成
   4. パンヌス形成
   5. 軟骨破壊

2 筋疾患の病理

SIDE MEMO

▶筋線維変性組織図

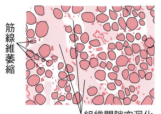

筋線維萎縮
組織間隙空洞化
脂肪沈着

▶空胞変性（水腫性変性）
細胞の酸素不足により，ミトコンドリアが傷害されて起こる変性．細胞質は腫大し微細顆粒状となる．ミトコンドリアや小胞体の拡張・膨化が高度になると，水分貯留し，細胞内に大小の空胞形成が起こる．

▶硝子変性
硝子質が細胞と細胞の間に蓄積した状態．

▶デュシェンヌ型筋ジストロフィー
幼小児期に発症する伴性劣性遺伝疾患．最初に腰帯部の筋力低下が出現し，10歳くらいで起立・歩行困難となる．その後，上肢の萎縮と腓腹筋仮性肥大が出現する．20歳代で呼吸筋障害，心筋障害により死亡する．

1 進行性筋ジストロフィー症

a. 定義
進行性筋ジストロフィー症とは，❶（　　　）性筋萎縮の代表的疾患で，筋線維の変性・❷（　　　）を主病変とする，❸（　　　）性の筋力低下を呈する遺伝性疾患である．

b. 病理所見
・筋線維：筋細胞の❹（　　　）と❺（　　　）
　　　　　筋線維直径の❻（　　　）不同
　　　　　筋線維の空胞変性や硝子変性
・❼（　　　）肥大：筋線維間に❽（　　　）組織や結合組織の増生・侵入
・生化学的所見：血清CPKの❾（　　　）
　　　　　　　　尿中クレアチニンの❾

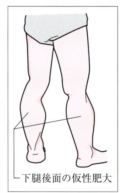

下腿後面の仮性肥大

デュシェンヌ型筋ジストロフィー（5歳）

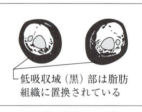

低吸収域（黒）部は脂肪組織に置換されている

下腿最大径部のCT像

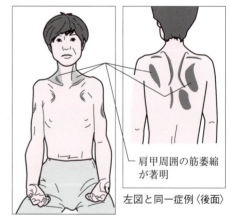

肩甲周囲の筋萎縮が著明

顔面肩甲上腕型筋ジストロフィー〈前面〉

左図と同一症例〈後面〉

解答 ① a ❶筋原 ❷壊死 ❸進行 b ❹壊死 ❺再生 （❹. ❺順不同） ❻大小 ❼仮性 ❽脂肪 ❾上昇

SIDE MEMO

▶筋強直性ジストロフィー

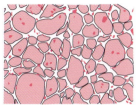

(筋強直性ジストロフィー組織図)

ミオトニン遺伝子の異常による筋細胞膜イオンチャンネルの障害．他に前頭禿，白内障，知的障害，内分泌異常を伴う．緩徐に進行し，心不全や易感染性による合併症で死亡する（10～30歳代で発症．平均死亡年齢20歳）．

▶重症筋無力症

成人女性に多発．眼瞼下垂，外眼筋麻痺，複視，嗄声，嚥下障害，肩，腰の筋の脱力を呈す．緩解と増悪が激しく，朝は比較的症状が軽く，夕方悪化することが多い．

▶多発性筋炎

男女比1：2で成人女性に多発．症状は近位筋筋力低下，萎縮，筋肉痛，レイノー現象（四肢末梢の発作的血流障害により，蒼白からチアノーゼ，発赤という色調変化を示す現象）である．

▶皮膚筋炎

多発性筋炎の症状に皮膚紅斑の皮膚病変を伴う膠原病．

2 筋強直性ジストロフィー

a. 定義：❶（　　　　）（ミオトニー）と❷（　　　　　　）を主症状とする❸（　　）染色体❹（　　）性遺伝をとる全身性筋萎縮性疾患

b. 病理所見
- 筋線維の❺（　　　）不同，❻（　　　　）消失，間質組織の❼（　　　　）・脂肪化，尿中クレアチニンの軽度上昇
- 血清γ-グロブリンの❽（　　　）

3 重症筋無力症

a. 定義：❶（　　　　　）接合部の❷（　　　　）伝達ブロックにより，筋の脱力・易疲労が生じる❸（　　　　　）疾患

b. 病因：❹（　　　　　　　）受容体蛋白の減少により，興奮伝達が阻害され，筋力低下が生じる．

c. 病理所見
- 筋線維：❺（　　　　　）性筋萎縮，筋線維の❻（　　　　　）浸潤
- 胸腺の過形成，Tリンパ球性❼（　　　　）腫

4 多発性筋炎

a. 定義：筋肉の❶（　　　　）を主徴とする❷（　　　　　）性疾患

b. 病理所見
- 筋線維：❸（　　　　　）浸潤を伴う筋線維の変性，壊死，再生
- 線維性結合組織の増殖と悪性❹（　　　　　）の合併

解答　2 a ❶筋強直　❷筋力低下　❸常　❹優　b ❺大小　❻横紋筋　❼増殖　❽減少
3 a ❶神経筋　❷興奮　❸自己免疫　b ❹アセチルコリン　c ❺神経原　❻リンパ球　❼胸腺
4 a ❶炎症　❷リウマチ　b ❸リンパ球　❹腫瘍

演習問題

1. 平均的な発症年齢が最も低いのはどれか．（52-AM89）
    1. 筋強直性ジストロフィー
    2. 福山型筋ジストロフィー
    3. Becker型筋ジストロフィー
    4. Duchenne型筋ジストロフィー
    5. 顔面肩甲上腕型ジストロフィー

2. 福山型筋ジストロフィーについて正しいのはどれか．（51-AM90）
    1. 男児のみに発症する．
    2. 初発症状は3歳前後でみられる．
    3. 精神遅滞はDuchenne型に比べて少ない．
    4. 発症頻度はDuchenne型に比べて少ない．
    5. 15歳以降も歩行が可能であることが多い．

3. Duchenne型筋ジストロフィーの特徴で正しいのはどれか．（50-PM92）
    1. 下肢筋力が上肢筋力より早く低下する．
    2. 出生時から筋緊張低下がみられる．
    3. 15～20歳で歩行不能となる．
    4. 常染色体劣性遺伝である．
    5. ミオトニア現象を認める．

4. Duchenne型筋ジストロフィーで頻度が低いのはどれか．（44-88）
    1. 兄弟発症
    2. 呼吸不全
    3. 心機能障害
    4. 胸腰椎の変形
    5. 脳萎縮

5. 筋ジストロフィーで正しいのはどれか．2つ選べ．（42-86）
    1. Duchenne型は男児に発症する．
    2. Duchenne型では心筋障害はまれである．
    3. 肢帯型は常染色体優性遺伝である．
    4. 顔面肩甲上腕型は仮性肥大が特徴である．
    5. 先天性筋ジストロフィー（福山型）は精神遅滞を伴う．

第13章　循環器疾患の病理

1. 心疾患の病理……… 128
2. 血管疾患の病理…… 131

1 心疾患の病理

1 虚血性心疾患

心筋は❶（　　　）動脈によって酸素と栄養を供給される．その❶動脈の血液量が減少し，心筋への酸素供給が不足することで心筋に❷（　　　）状態を引き起こす疾患を虚血性心疾患という．

a. 虚血性心疾患の病理・危険因子・検査所見

	病理	危険因子	検査所見
狭心症	冠動脈血管内膜の脂肪沈着 線維性肥厚 ↓ 冠動脈血管内腔の ❸（　　　） ↓ 冠動脈支配流域の心筋血流量減少 ↓ 心筋の❹（　　　） 酸素欠乏	冠状動脈❺（　　　） 冠状動脈炎 冠状動脈れん縮 大動脈炎 弁膜疾患 高度の貧血 糖尿病	（心電図所見）運動負荷試験：マスターの2階段試験
心筋梗塞	〔狭心症の病理所見〕 ↓ 冠動脈の狭窄または❻（　　　） ↓ 冠動脈❼（　　　）硬化 ↓ 血栓形成 ↓ 血管内膜の剝離 ↓ ❽（　　　）破綻 ↓ 血管内腔閉鎖 ↓ 1cm²以上の心筋❾（　　　）	狭心症の危険因子 （プラス） 高血圧 高脂血症 ❿（　　　） ストレス	（心電図所見）（血液検査）

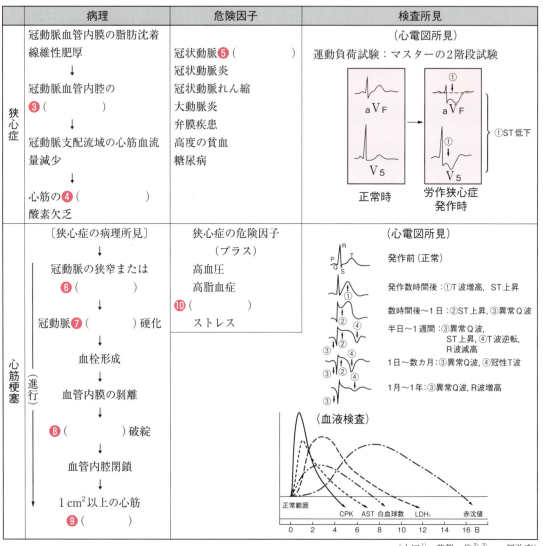

（山口[1]，芳賀・他[2],[3]，一部改変）

解答 1 ❶冠 ❷虚血 a ❸狭窄 ❹一過性 ❺硬化 ❻閉塞 ❼粥状 ❽粥腫 ❾壊死 ❿喫煙

b. 冠動脈硬化の種類

	冠動脈硬化の内面	粥状動脈硬化	動脈の中膜性硬化	細動脈の硬化
病理図	黄色の粥状隆起	血管内腔／線維化した内粘膜／粥腫	血管内腔／内膜／中膜石灰化	硝子様肥厚／狭小化した血管内腔
動脈硬化の状態	動脈内膜内に脂質の浸透 ↓ 内膜内での❷（　　　　）(脂質塊)形成 ↓ 血管内面へ❸（　　） ↓ 膨大後❹（　　）し，❺（　　）化 ↓ ❻（　　）形成 ↓ 線維性肥厚・❼（　　）沈着 ↓ 動脈硬化		動脈中膜の 　①線維変性 　②壊死 　③石灰化	細動脈内膜の硝子様変性

c. 狭心症の分類

狭心症 ── ①労作性狭心症（器質性狭心症）：身体の労作により発作出現
　　　　　　　冠動脈硬化による動脈内腔の❽（　　）
　　　　　　　　↓
　　　　　　　安静時は異常なし
　　　　　　　❾（　　）時に心筋の酸素不足に陥る
　　　　　　　　↓
　　　　　　　狭心症発作（運動時）出現

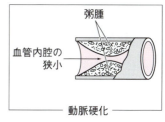

　　　　 ──②安静時狭心症（冠れん縮性狭心症）：身体の労作なしに発作（夜間・早朝）出現
　　　　　　　冠動脈の一過性の⓴（　　）（原因不明）
　　　　　　　　↓
　　　　　　　冠動脈⓴時に心筋の酸素不足
　　　　　　　　↓
　　　　　　　狭心症発作（安静時，睡眠中）出現

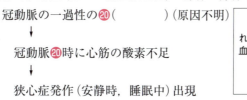

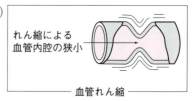

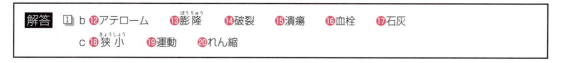

解答　① b　❷アテローム　❸膨隆　❹破裂　❺潰瘍　❻血栓　❼石灰
　　　 c　❽狭小　❾運動　⓴れん縮

SIDE MEMO

d. 心筋梗塞の病理所見

閉塞後の時間経過	所見
4〜5時間まで	肉眼的，組織学的変化なし
6〜8時間	梗塞部心筋細胞の好酸性変化
12〜24時間	核融解→㉑(　　　)浸潤→明瞭な凝固
	㉒(　　　)確認
48〜72時間	梗塞巣周辺に㉓(　　　)組織形成
4〜5日	㉔(　　　)化進行
2〜6週	㉕(　　　)化
3カ月	㉕化の継続

解答 ① d ㉑好中球 ㉒壊死 ㉓肉芽 ㉔線維 ㉕瘢痕

演習問題

1. 急性心筋梗塞で誤っているのはどれか．(45-PM93)
    1. 喫煙は危険因子である．
    2. 不整脈を伴うことが多い．
    3. 心電図ではST上昇がみられる．
    4. 血中の白血球数の増加がみられる．
    5. ニトログリセリンの舌下投与が治療に有効である．

2. 狭心症に関して誤っているのはどれか．(39-98)
    1. 男性に多い．
    2. 動脈硬化が原因となる．
    3. 糖尿病は危険因子である．
    4. 発作の誘因として精神的緊張がある．
    5. 発作時には負荷心電図検査を行う．

2 血管疾患の病理

SIDE MEMO

▶動脈
　内膜, 中膜, 外膜により構成され, 内膜は1層の内皮細胞に覆われている. 内膜と中膜の間には内弾性板, 中膜と外膜の間には外弾性板がある.

▶動脈硬化症の5大危険因子
・脂質異常症
・高血圧
・喫煙
・糖尿病
・肥満

1 動脈疾患

a. 動脈硬化症

種類	特徴
❶(　　　　)硬化	動脈壁へ血中脂質類の進入により生じる硬化
びまん性内膜肥厚	細胞増殖と間質線維成分の増殖による硬化
硝子様肥厚	小・細動脈に生じる硬化
類線維素変性	

b. 動脈瘤：動脈の❷(　　　)が限局性, 全周性に❸(　　　)状, 紡錘状に拡張したもの.

・分類 ─┬─ ❹(　　)性動脈瘤 → 動脈壁が拡張したもの
　　　　└─ ❺(　　)性動脈瘤 → 動脈壁の構成細胞が消失, 線維性結合組織からなるもの

・種類とその特徴

種類	特徴
動脈硬化性動脈瘤	❻(　　)部大動脈, 総腸骨動脈に好発 紡錘状または嚢状の動脈瘤 ❻(　　)部大動脈瘤
❼(　　)動脈瘤性	大動脈壁の中膜の外膜側が裂け, 中膜が解離する動脈瘤 (疾患) 特発性中膜壊死, マルファン症候群, 高血圧性中膜障害
❽(　　)動脈瘤	動脈分岐部の先天的な中膜の欠損による動脈瘤 (合併症) (疾患) くも膜下出血 ・好発部位 脳動脈瘤の好発部位
梅毒性動脈瘤	スピロヘータ感染→大動脈中膜の炎症→線維化→上行大動脈拡張→大動脈瘤

(高久[4], 井村・他[5),6)], 一部改変)

解答　1 a ❶粥状　b ❷内膜　❸嚢　❹真　❺仮　❻腹　❼解離　❽脳

c. 動脈炎

〈結節性動脈周囲炎〉

原因	不明
性別・年齢	中年, ❾(　　　)性に多発
病変血管 病理像	細・小動脈の壊死・炎症, 閉塞性中膜・外膜の類線維素性壊死, 好中球浸潤
好発血管	❿(　　　)臓, 心臓, 肝臓, 胃, 腸, 腸間膜, 四肢末梢の各動脈
症状	高熱の持続, 多発関節痛, 心肥大, 腎機能障害
検査所見	血沈亢進, 抗好中球細胞質抗体(＋), 貧血, CRP(＋), RA(＋), 白血球増多, 蛋白尿

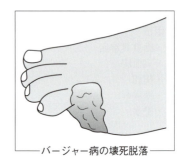

結節性動脈周囲炎の組織像

〈バージャー病（閉塞性血栓性血管炎）〉

原因	不明, ⓫(　　　)に関係
性別・年齢	30～40歳代・❾性に好発
病変血管 病理像	内膜の線維性肥厚, ⓬(　　　)形成 再発の繰り返し→内腔の狭窄, 閉塞
好発血管	下肢動脈
症状	下肢のしびれ, ⓭(　　　)性跛行, 安静時疼痛, 虚血性潰瘍, 壊疽

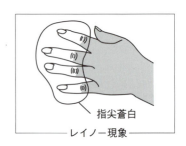

バージャー病の壊死脱落

〈レイノー病〉

原因	不明
性別・年齢	10～20歳代・⓮(　　　)性
病変血管 病理像	⓯(　　　)神経障害による血管けいれん
好発血管	四肢末梢動脈
症状	四肢の対称性血行障害, 指趾の蒼白, 冷感, 疼痛

〈大動脈炎症候群（高安病・脈なし病）〉

原因	不明
性別・年齢	15～25歳代・女性（女性ホルモンとの関連）
病変血管 病理像	内膜線維→肥厚, 内腔狭窄 中膜, 外膜→炎症細胞浸潤, 多核巨細胞を伴う肉芽腫の形成
好発血管	⓰(　　　)部とその分岐部
症状	⓱(　　　)動脈の拍動消失, めまい, 失神発作, 視力障害, 高血圧

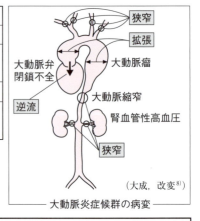

大動脈炎症候群の病変

解答　① c　❾男　❿腎　⓫喫煙　⓬血栓　⓭間欠　⓮女　⓯血管運動　⓰大動脈弓　⓱橈骨

〈川崎病（急性熱性皮膚粘膜リンパ節症候群）〉

原因	不明
性別・年齢	1歳前後をピークとし，5歳以下の❽（　　　　　）
病変血管 病理像	初期：血栓形成 内弾性板の断裂・離解による動脈瘤の形成 動脈瘤部：汎動脈炎→炎症細胞浸潤 　　　　　筋細胞の壊死，外膜の浮腫
好発血管	❾（　　　）動脈，中・小動脈の血管炎
症状	（抗生物質無効の）高熱，粘膜充血，イチゴ舌 頸部リンパ節腫脹，浮腫，発疹
検査所見	白血球増多，赤沈亢進，動脈瘤，心肥大，心雑音

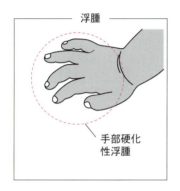

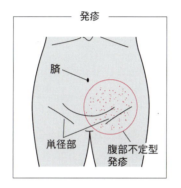

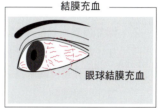

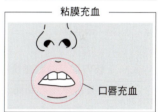

SIDE MEMO

▶腹壁静脈怒張
（メドゥサの頭）

　肝硬変などにより門脈の閉塞が著明な場合に，臍を中心にして，放射状に浅腹壁静脈の怒張蛇行する状態をメドゥサの頭という．

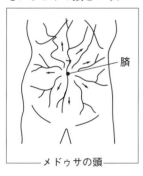

2　静脈疾患

a. 静脈瘤

・静脈瘤とは，部分的に静脈壁の周径が❶（　　　　）したもののことである．

・分類

　・浅伏在静脈の拡張性蛇行　　→　妊娠などによる❷（　　　　）上昇による

　・食道下部静脈の拡張
　・腹壁静脈の拡張，痔核　　　→　肝硬変による❸（　　　　）亢進による

b. 静脈血栓症

・静脈壁に❹（　　　）所見はなく，静脈血栓により，血管周囲に❺（　　　）性の❻（　　　）が生じたもの

・❼（　　　）静脈，大伏在静脈，骨盤静脈，鼠径静脈に好発する

解答　① ❽乳幼児　❾冠

　　　② a ❶拡張　❷腹腔内圧　❸門脈圧　b ❹炎症　❺有痛　❻浮腫　❼浅伏在

演習問題

1. アテローム（粥状）硬化が関与する病態はどれか．（49-75）
   1. 慢性収縮性心膜炎
   2. 慢性閉塞性肺疾患
   3. 内頸動脈狭窄症
   4. 椎骨動脈解離
   5. 肝硬変

2. 深部静脈血栓症を起こしやすいのはどれか．（48-PM75）
   1. 人工膝関節置換術後
   2. 橈骨遠位端骨折
   3. 心房細動
   4. 血友病
   5. 高血圧

3. 下肢の深部静脈血栓症で誤っているのはどれか．（44-73）
   1. 安静臥床の期間と密接な関係がある．
   2. 足指が暗赤色に腫脹する．
   3. 血液凝固能は亢進している．
   4. 肺塞栓症を生じる．
   5. 誘引として避妊用ピルがある．

4. 四肢血行障害と関係が深い疾患で誤っているのはどれか．（38-87）
   1. Raynaud症候群
   2. Sjögren症候群
   3. 胸郭出口症候群
   4. 前脛骨区画症候群
   5. Volkmann拘縮

第14章 造血器疾患の病理

1. 骨髄性疾患の病理……136

1 骨髄性疾患の病理

月　日

SIDE MEMO

▶ヘモグロビン濃度
（WHOの基準）
・健常成人男子
13g/dl 以下
・健常成人女子
12g/dl 以下

▶赤血球数の正常値
450万～500万/mm³

▶骨髄
骨髄は，造血機能をもち，赤血球，白血球（顆粒球），血小板を産生する．構成要素は①骨内膜，②血管系（動脈，静脈・静脈洞），③造血細胞間質（細網細胞，形質細胞，リンパ組織），④造血細胞（赤血球系細胞，顆粒球・単球系細胞，骨髄巨核球）である．

▶赤色骨髄
出生時，全身の骨髄で活発に造血を行っており，赤色を呈している．

1 赤血球系の疾患

貧血とは❶（　　　　　　　）濃度が正常範囲以下に低下した状態のことである．

a. ❷（　　　　　）性貧血（悪性貧血）（図1）

病因	病理所見
胃粘膜萎縮による ❸（　　　　　）の吸収障害 ↓ ❸の欠乏 ↓ 幼若造血細胞のDNA合成阻害	末梢血所見：大小不同の楕円赤血球の出現，過分葉好中球 骨髄所見：巨赤芽球

b. ❹（　　　　　）性貧血（図2）

病因	病理所見
慢性❺（　　　　　） 消化管出血（潰瘍） 出産後の多量出血 ↓ 血清鉄の減少 ❶量の減少	末梢血所見：低色素（淡色）の小形赤血球の増加 骨髄所見：赤血球の増加

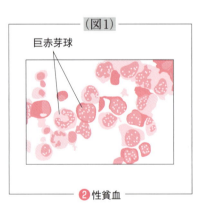

（図1）
巨赤芽球
❷性貧血

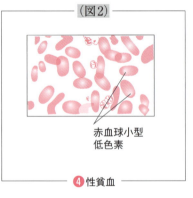

（図2）
赤血球小型
低色素
❹性貧血

解答 ① ❶ヘモグロビン　a ❷巨赤芽球　❸ビタミンB₁₂　b ❹鉄欠乏　❺失血

SIDE MEMO

▶脂肪骨髄

造血細胞が少なく，脂肪細胞の多い骨髄組織のこと．再生不良性貧血ではほとんどの骨髄が脂肪骨髄になる．6歳以後に加齢とともに骨髄の脂肪化が進み，脂肪骨髄が増加する．

c. ❻(　　　　　)性貧血（図3）

病因	病理所見
先天性・後天性❼(　　　)細胞の障害 ↓ 汎血球減少症	末梢血所見：赤血球，白血球，血小板の減少 骨髄所見：脂肪骨髄 その他の所見：リンパ節・胸腺の萎縮

d. ❽(　　　　　)性貧血

	分類	病因	病理所見
先天性	遺伝性球状赤血球症（図4）	赤血球の❾(　　)亢進	・中度〜高度の脾腫 ・赤血球は変形しにくい ・脾臓で壊れやすい ・重度の黄疸はみられない
後天性	胎児性赤芽球症		・胎児水腫 ・核黄疸を伴う重症黄疸 ・赤芽球性貧血

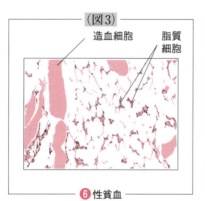

（図3）造血細胞／脂質細胞
❻性貧血

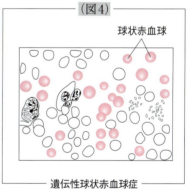

（図4）球状赤血球
遺伝性球状赤血球症

e. 失血性貧血

病因	病理所見
失血性貧血 — 赤血球の血管外への喪失	・循環血液量の減少 ↓ 血圧低下，皮膚蒼白，脈拍細小・頻数 ・血色素減少による組織の酸素欠乏 ↓ 呼吸促迫（頻呼吸），光視，めまい，あくび

解答 ① c ❻再生不良　❼骨髄幹　d ❽溶血　❾破壊

SIDE MEMO

▶白血病裂孔
急性骨髄性白血病の際にみられる中間的な成熟段階の細胞がみられない血液像.

2 白血球系の疾患

a. 白血病の定義

造血組織で白血球系細胞が❶( )性に増殖し，末梢血液中に多数の異常な幼若❷( )細胞が出現する状態をいう．

分類		疾患	特徴および病理所見
急性白血病		急性リンパ性白血病	❸( )の白血病で最も多い リンパ節❶ 軽度〜中等度の❹( ) 〈病的細胞〉❺( )球 ↓ リンパ節内で❻( )性増殖 ↓ リンパ濾胞の構造消失 ↓ リンパ節外へ❼( )増殖 末梢血中に多数出現 他臓器へ浸潤
	急性非リンパ球性白血病	急性骨髄性白血病	・白血病❽( ) ・❶性の骨髄芽球
		急性前骨髄球性白血病	・高度の❾( )性素因 ・末梢血中に前骨髄球の多量出現 ・骨髄：❿( )髄
		急性骨髄単球性・急性単球性白血病	・病的細胞の組織浸潤性が⓫( )い ・歯肉の腫脹，出血
		赤白血病	・赤芽球の異常増殖を主体
		巨核芽球性白血病	・高度の骨髄線維化
慢性白血病		慢性リンパ性白血病	・⓬( )歳以上に多い ・成熟リンパ球—特にBリンパ球
		慢性骨髄性白血病	・肝脾腫（特に巨大脾腫） ・血清ビタミンB_{12}の増加 ※診断から3〜4年で急性に転化

b. 成人T細胞白血病（ATL）

・HTLV-1ウイルス感染が原因の急性に経過する予後⓭( )のTリンパ球性白血病
・病理所見：末梢血のリンパ球の核は花びら状の異常なリンパ球
・臨床症状：リンパ節腫大，肝脾腫，高カルシウム血症

解答 2 a ❶腫瘍 ❷白血病 ❸小児 ❹脾腫 ❺リンパ芽 ❻びまん ❼浸潤 ❽裂孔 ❾出血 ❿細胞 ⓫強 ⓬60 b ⓭不良

SIDE MEMO

▶血友病Bの因子

　血友病Bは血漿トロンボプラスチン生成因子である凝固第Ⅸ因子の欠損である．この第Ⅸ因子をクリスマス因子という．

c. HTLV-1 関連脊髄症（HAM）

・成人T細胞白血病（ATL）の原因ウイルスである❶（　　　　　　　　　　）はヒトの❶（　　　　　　）に潜在感染している．
・❶感染者の一部に，慢性進行性の❶（　　　　　）麻痺や排尿排便障害を起こす．
・症状：❶の痙縮，歩行困難，しびれ感，排尿困難，便秘で発症し徐々に進行する．
・成人T細胞白血病（ATL）とは別の病気で，成人T細胞白血病（ATL）が脊髄を傷害しているわけではない．

3 血小板系の疾患

血友病

定義：❶（　　　　）性素因をきたす❷（　　　　　　　）遺伝性疾患
　　　・血友病A：第❸（　　　）因子の❹（　　　　）的異常
　　　・血友病B：第❺（　　　）因子の先天的❻（　　　）
症状：❼（　　　　）出血が多い．
　　　・関節内出血：❽（　　　　），肘，足関節に好発
　　　・筋肉内出血：瘢痕化，神経圧迫をきたす．
　　　　　　　　　　腸腰筋血腫により神経麻痺を起こす．
　　　・❾（　　　　）内出血：放置により生命の危険性あり
治療：血漿，血液凝固因子の濃縮製剤の補充

解答　②c　❶ヒトリンパ球向性ウイルス1型（HTLV-1）　⑮リンパ球　⑯両下肢
　　　　③ ❶出血　❷伴性劣性　❸Ⅷ　❹先天　❺Ⅸ　❻欠損　❼深部　❽膝　❾頭蓋

演習問題

1. 血友病について正しいのはどれか．（52-PM94）
    1. 脾腫がみられる．
    2. 血小板数が減少する．
    3. 点状紫斑がみられる．
    4. 膝に関節症をきたす．
    5. 自己免疫性疾患である．

2. 胃全摘出術後に起こりやすいのはどれか．（51-PM85）
   1. 脱　水
   2. 貧　血
   3. 脂肪便
   4. 出血傾向
   5. 低蛋白血症

3. 膝関節血腫を生じやすいのはどれか．（49-AM88）
   1. 偽痛風
   2. 血友病
   3. 滑膜ヒダ障害
   4. ジャンパー膝
   5. 変形性膝関節症

4. 誤っている組合せはどれか．（31-98）
   1. 銅欠乏 ──────── 低色素性貧血
   2. ビタミンB_{12}欠乏 ──── 悪性貧血
   3. 血液型不適合輸血 ──── 溶血性貧血
   4. 肺気腫 ──────── 多血症
   5. 凝固因子欠乏 ────── 血友病

MEMO

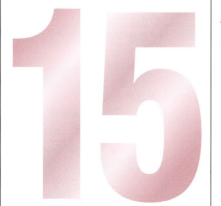

第15章　呼吸器疾患の病理

1. 肺疾患の病理……142

1 肺疾患の病理

1 肺の炎症

a. 肺炎

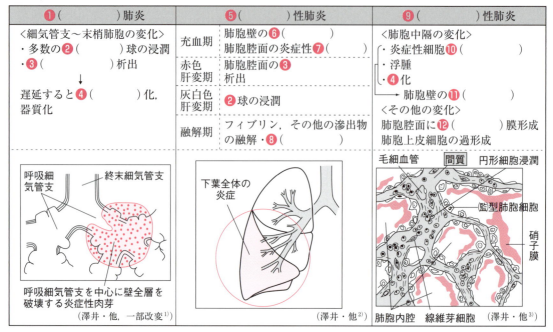

❶(　　　)肺炎		❺(　　　)性肺炎	❾(　　　)性肺炎
<細気管支～末梢肺胞の変化> ・多数の❷(　　　)球の浸潤 ・❸(　　　)析出 　　↓ 遅延すると❹(　　　)化,器質化	充血期	肺胞壁の❻(　　　) 肺胞腔面の炎症性❼(　　　)	<肺胞中隔の変化> ・炎症性細胞❿(　　　) ・浮腫 ・❹化 　→肺胞壁の⓫(　　　) <その他の変化> 肺胞腔面に⓬(　　　)膜形成 肺胞上皮細胞の過形成
	赤色肝変期	肺胞腔面の❸析出	
	灰白色肝変期	❷球の浸潤	
	融解期	フィブリン,その他の滲出物の融解・❽(　　　)	

SIDE MEMO

▶肝変期(大葉性肺炎)
　肺炎による肺組織の変化の様子が肝臓の断面に似ていることから「肝変期」と呼ばれる.

▶ゴーン巣(肺結核)
　結核菌初感染時に起こる初期変化群のうち,肺内病巣のことで,肺実質の石灰化病巣のこと.初感染巣ともいう.

b. 肺結核

肺結核とは⓭(　　　)菌の経気道感染によって引き起こされる急性あるいは慢性の炎症性病変である.

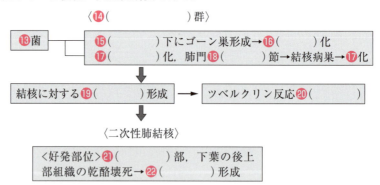

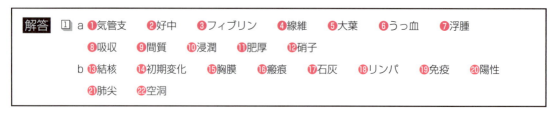

解答　1 a ❶気管支　❷好中　❸フィブリン　❹線維　❺大葉　❻うっ血　❼浮腫
　　　　❽吸収　❾間質　❿浸潤　⓫肥厚　⓬硝子
　　　b ⓭結核　⓮初期変化　⓯胸膜　⓰瘢痕　⓱石灰　⓲リンパ　⓳免疫　⓴陽性
　　　　㉑肺尖　㉒空洞

SIDE MEMO

▶乾酪壊死（結核病理）

　黄白色のチーズ様を呈する乾燥性凝固壊死のこと．
　乾酪壊死巣の周囲に類上皮細胞とラングハンス巨細胞が出現し，結核に特異的な肉芽層の形成が起こる．乾酪壊死巣が陳旧化すると，ごく小さな病巣は結合組織線維で置換され，瘢痕化または硝子化する．大きな病巣では水分が失われて石灰化する．

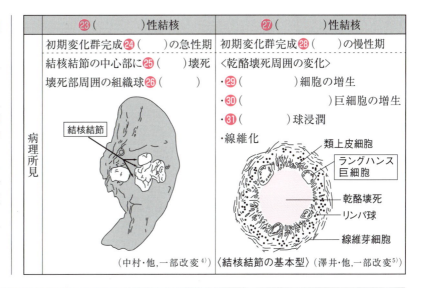

病理所見	㉓（　　）性結核	㉗（　　）性結核
	初期変化群完成㉔（　　）の急性期	初期変化群完成㉘（　　）の慢性期
	結核結節の中心部に㉕（　　）壊死	<乾酪壊死周囲の変化>
	壊死部周囲の組織球㉖（　　）	・㉙（　　）細胞の増生
		・㉚（　　）巨細胞の増生
		・㉛（　　）球浸潤
		・線維化

（中村・他，一部改変⁴⁾）　〈結核結節の基本型〉（澤井・他，一部改変⁵⁾）

解答　① ㉓滲出　㉔前　㉕乾酪　㉖浸潤　㉗増殖　㉘後　㉙類上皮　㉚ラングハンス　㉛リンパ

演習問題

1. 結核について正しいのはどれか．（50-PM85）
   1. 病変は肺に限局する．
   2. 菌は胃酸の中では死滅する．
   3. 初期から閉塞性換気障害を呈する．
   4. 我が国では新規発症は年間100例未満である．
   5. 診断した医師は保健所に届け出なければならない．

2. 間質性肺炎の特徴はどれか．（49-PM91）
   1. 単純エックス線写真ですりガラス陰影
   2. 肺コンプライアンスの上昇
   3. 水泡音の聴診
   4. 横隔膜低位
   5. 湿性の咳嗽

3. 誤っている組合せはどれか．（41-74）
   1. 気管支喘息 ─── 気道狭窄
   2. 間質性肺炎 ─── 肺の線維化
   3. 肺性心 ─── 左室肥大
   4. 気　胸 ─── 肺の縮小
   5. 胸膜中皮腫 ─── 石綿（アスベスト）小体

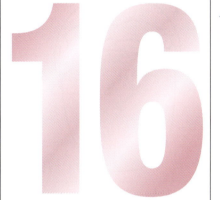

第16章　消化器疾患の病理

1. 口腔・食道・胃・小腸・大腸疾患の病理……146
2. 肝・胆・膵疾患の病理……………………150

1 口腔・食道・胃・小腸・大腸疾患の病理

1 口腔疾患の病理

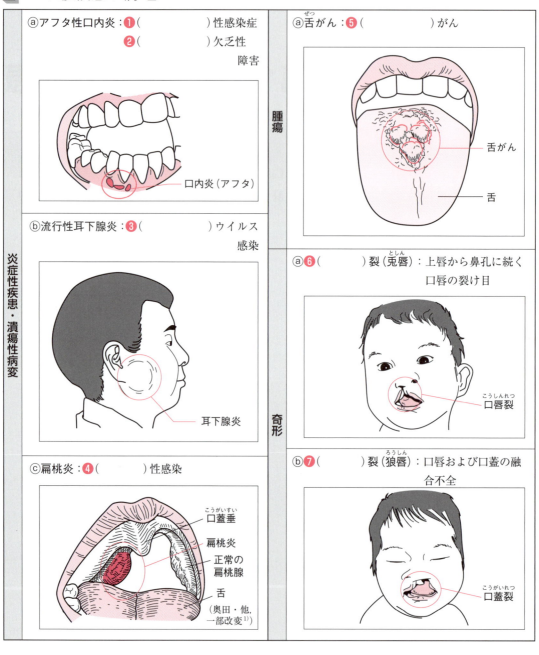

炎症性疾患・潰瘍性病変
- ⓐアフタ性口内炎：❶(　　　)性感染症 ❷(　　　)欠乏性障害
- ⓑ流行性耳下腺炎：❸(　　　)ウイルス感染
- ⓒ扁桃炎：❹(　　　)性感染

腫瘍
- ⓐ舌がん：❺(　　　)がん

奇形
- ⓐ❻(　　　)裂(兎唇)：上唇から鼻孔に続く口唇の裂け目
- ⓑ❼(　　　)裂(狼唇)：口唇および口蓋の融合不全

解答 1 ❶ウイルス ❷ビタミンB_{12} ❸ムンプス ❹細菌 ❺扁平上皮 ❻口唇 ❼口蓋

2 食道・胃疾患の病理

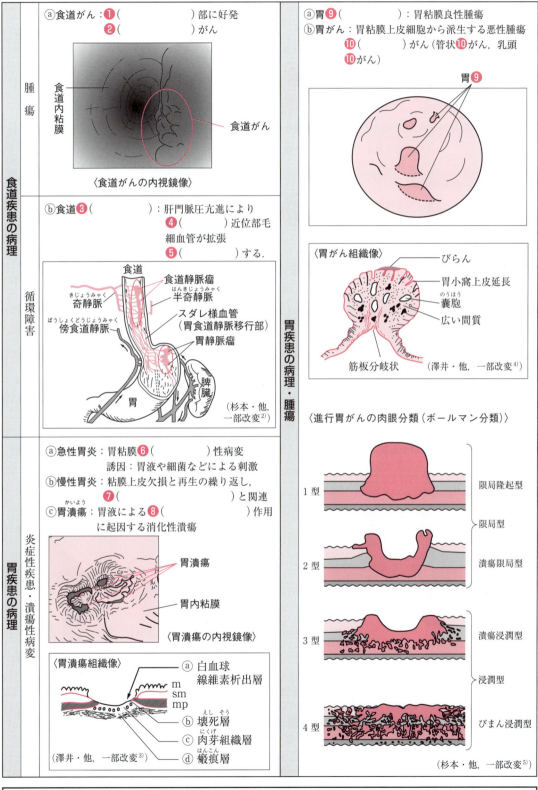

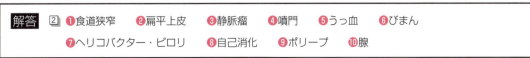

解答 ②❶食道狭窄 ❷扁平上皮 ❸静脈瘤 ❹噴門 ❺うっ血 ❻びまん
❼ヘリコバクター・ピロリ ❽自己消化 ❾ポリープ ❿腺

③ 小腸疾患の病理

炎症性疾患・潰瘍性病変

- ⓐ 十二指腸潰瘍：胃液による❶（　　　　）作用による消化性潰瘍

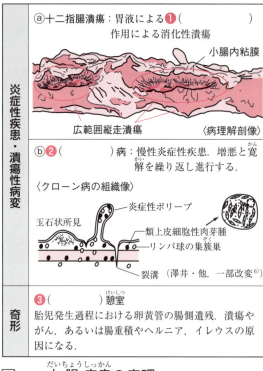

- ⓑ ❷（　　　　）病：慢性炎症性疾患．増悪と寛解を繰り返し進行する．

〈クローン病の組織像〉

奇形

❸（　　　　）憩室
胎児発生過程における卵黄管の腸側遺残．潰瘍やがん，あるいは腸重積やヘルニア，イレウスの原因になる．

④ 大腸疾患の病理

炎症性疾患・潰瘍性病変

- ⓐ 大腸炎：細菌感染やウイルス感染
- ⓑ 虫垂炎：好気性菌と嫌気性菌の混合感染
  ❶（　　　　）の閉塞が誘因
- ⓒ ❷（　　　）：肛門管静脈が炎症を起こして，太くなった状態
- ⓓ ❸（　　　）：肛門管上皮に排膿口を生じた瘻孔

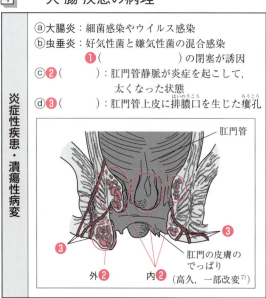

④ 大腸疾患の病理（つづき）

腫瘍

- ⓐ 大腸❹（　　　）：大腸粘膜腺腫
  → 大腸がんの母地となる
- ⓑ 大腸がん：❺（　　）腸・❻（　　）腸に多発する上皮性悪性腫瘍

その他

- ⓐ 大腸憩室：❼（　　　）結腸に多発
- ⓑ 腸重積：腸管が❽（　　　）して上部の腸管内に入り込んで締め付けられる状態．
- ⓒ 絞扼性イレウス：腸が❾（　　　）し，腸管と血管が締め付けられる．

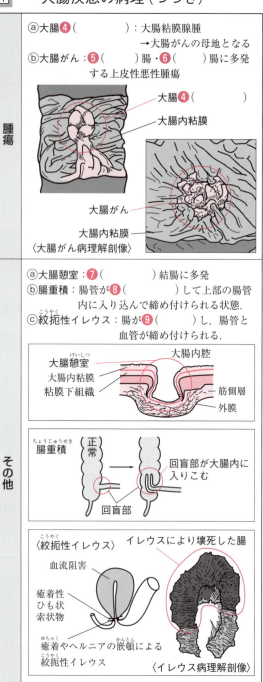

▶ 憩室：消化管などの内腔性臓器にみられる限局性の腔拡張．先天性と後天性がある．腸の筋層が弱化し，腹圧の上昇により周囲脂肪組織内に突出する．
▶ 嵌頓：ヘルニア内容物がヘルニア門の狭小部で締め付けられて循環不全に陥った状態．
▶ 翻転（飜転）：逆側へひるがえすこと．ひっくり返すこと．
▶ 捻転：臓器が回転して，ねじれを起こした状態．

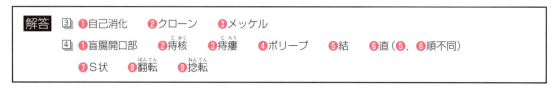

解答 ③ ❶自己消化　❷クローン　❸メッケル
④ ❶盲腸開口部　❷痔核　❸痔瘻　❹ポリープ　❺結　❻直（❺，❻順不同）
❼S状　❽翻転　❾捻転

演習問題

1. 絞扼性イレウスの特徴はどれか．(48-AM93)
    1. 保存療法で治癒することが多い．
    2. 腸管の血流障害を伴う．
    3. 腹痛は軽度である．
    4. 下血がみられる．
    5. 結腸に好発する．

2. 正しいのはどれか．(34-53)
    1. 肺の小細胞癌は進行が緩徐である．
    2. 胃癌では扁平上皮癌が多い．
    3. 大腸癌は上行結腸に好発する．
    4. 肝細胞癌は肝硬変に合併する．
    5. 膵癌は女性に多い．

MEMO

2 肝・胆・膵疾患の病理

1 肝疾患の病理

肝炎の病理

ⓐ急性肝炎
原因：❶(　　　　　　)の感染
経口感染：A型
血液感染：B，C，D型
人畜共通感染：E型
症状：黄疸，食欲不振，嘔気嘔吐，
　　　発熱，全身倦怠感など
経過：良好（約1～2％は劇症化）

ⓑ慢性肝炎
❷(　　　)カ月以上肝臓に
炎症が持続し，組織学的に
は❸(　　　　　　)に線
維増生を伴う持続性炎症所
見を示すもの．
分類：活動型と非活動型
B型慢性肝炎，C型慢性肝炎

肝硬変の病理

肝炎修復時に「❹(
　　　　　)」が増加して肝臓全体に広
がった状態のこと．
肉眼：肝臓全体がごつごつして岩の
ように硬く小さくなった状態
症状：腹水，❺(　　　　　)瘤，
肝臓機能低下，肝性脳症，黄疸

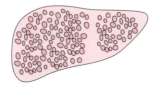
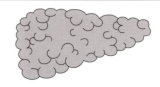

肝腫瘍の病理

ⓐ肝がん
分類①：原発性肝がん，転移性肝がん
分類②：肝細胞がん（90％），胆管細胞がん
原因：約60％ ❻(　　　)型肝炎ウイルスの持続感染
　　　約15％ ❼(　　　)型肝炎ウイルスの持続感染

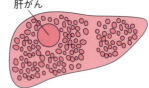

2 胆疾患の病理

胆のう炎の病理

原因：❶(　　　　)，細菌
分類：急性，慢性
症状：❷(　　　　)激
　　　痛
　　　右肩関連痛，吐気，
　　　嘔吐，発熱など

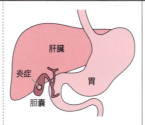

胆石の病理

原因：❸(　　　　)成分の
　　　析出
症状：ほとんど❹(　　　)
　　　症状，食後のみぞお
　　　ちから右上腹部の痛
　　　み

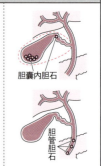

解答　1 ❶肝炎ウイルス　❷6　❸グリソン鞘　❹コラーゲンタンパク質　❺食道静脈
　　　　　❻C　❼B
　　　　2 ❶胆石　❷右上腹部　❸胆汁　❹無

3 膵疾患の病理

膵炎の病理	膵がんの病理
原因：①❶(　　　　　　) 　　　②胆石(24％) 　　　③特発性(23％) 症状：❷(　　　)後の上腹部痛(軽い鈍痛〜激痛)，吐気，嘔吐，腹部膨満感，食欲不振，発熱など	発生：❸(　　　　)系がん(95％のうち浸潤性膵管がん85％を占める) 転移：血行性，リンパ行性，腹膜播種 症状：初期は❹(　　　)症状，進行後の劇症上腹部痛，体重減少(悪液質)，黄疸

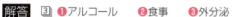

解答 ③ ❶アルコール　❷食事　❸外分泌　❹無

演習問題

1. 肝硬変の患者が多量の吐血をした場合の原因として可能性が高いのはどれか．(50-AM95)
    1. 出血性胃炎
    2. 吻合部潰瘍
    3. 食道静脈瘤
    4. アカラシア
    5. 逆流性食道炎

2. 急性膵炎について正しいのはどれか．(50-PM94)
    1. 膵石がみられる．
    2. 60歳以上の女性に多い．
    3. アルコール性が最も多い．
    4. 初期から糖尿病を合併する．
    5. 重症での死亡率は1％未満である．

3. 正しいのはどれか．（41-75）
    1. A型肝炎の主要感染経路は輸血である．
    2. 慢性肝炎の半数以上はB型肝炎を原因とする．
    3. C型肝炎は自然治癒する．
    4. 肝硬変の原因はアルコールが最も多い．
    5. 肝癌の半数以上は肝硬変から進展する．

4. 誤っている組合せはどれか．（36-95）
    1. アルコール性肝障害 ──── γ-GTP上昇
    2. 肝硬変 ──── 食道静脈瘤
    3. 十二指腸潰瘍 ──── 黄疸
    4. 胆石症 ──── 上腹部痛
    5. 急性膵炎 ──── アミラーゼ値上昇

MEMO

第17章　認知症の病理

1. 認知症の病理……154

1 認知症の病理

SIDE MEMO

▶ICD-10によるアルツハイマー症の分類
〈アルツハイマー病〉
①アルツハイマー型初老期認知症
②アルツハイマー型老年認知症
③アルツハイマー型非定型認知症
④アルツハイマー型認知症

▶老年認知症の発生
2012年現在, 日本の老年認知症患者は約462万人で, 増加傾向にある. 2025年には700万人を超えると推定されている.

▶若年性認知症
18〜39歳までに発症した認知症に初老期認知症（40〜65歳発症）を加えた認知症の総称である. 発症頻度は「50〜60人/10万人」で老年認知症の1/1,000以下である. 原因は「アルツハイマー型」「前頭葉側頭葉変性」「アルコール性」などである.

▶ラクナ梗塞
ラクナ梗塞とは病理的には脳深部や脳幹にみられる, 小さな空洞からなる小梗塞で, 臨床的には, 15mm以下の梗塞のこと.

a. 認知症を呈する疾患

分類	疾患名
変性疾患	・❶(　　　　　　　　)病(❶型老年認知症) ・ピック病　　・❷(　　　　)小体型認知症 ・❸(　　)頭葉型認知症　・ハンチントン舞踏病 ・進行性核上性麻痺　　・パーキンソン病性認知症 ・運動ニューロン性認知症
脳血管障害	❹(　　　　　)性認知症
感染性疾患	❺(　　　　　　　　)病, エイズ認知症
中毒性疾患	慢性❻(　　　　)中毒, 薬剤(向精神薬, 抗けいれん薬など)中毒
内分泌性疾患	甲状腺機能低下症, 慢性反復性低血糖症
欠乏性疾患	❼(　　　　　)欠乏症
腫瘍性疾患	原発性脳腫瘍, 転移性脳腫瘍, 傍腫瘍性辺縁系脳炎
外傷性疾患	頭部外傷後遺症, 慢性硬膜下血腫, ボクサー脳症
その他	正常圧水頭症, 透析脳症, 脳炎後遺症, 低酸素脳症後遺症

b. 老人性認知症の分類

・初老期認知症：❽(　　　)歳に発症するものを初老期認知症といい, その代表は❾(　　　　)病とピック病である. 発生頻度は低い.
・老年認知症：❿(　　)歳以上に発症するものを老年認知症といい, その代表はアルツハイマー型老年認知症, ⓫(　　　　)性認知症である. 発生頻度は圧倒的に多い.

c. アルツハイマー型老年認知症と脳血管性認知症の鑑別

鑑別項目	アルツハイマー型老年認知症	脳血管性認知症
発症年齢	⓬(　　)歳以上に好発	50歳以降, 加齢とともに⓭(　　)
多発性別	⓮(　　)性に多発	⓯(　　)性に多発
精神症状	感情の平板化 人格⓰(　　　　) びまん性知能低下	感情失禁 人格は比較的温存 ⓱(　　　　)認知症
経過	緩徐に進行, 悪化	動揺性で段階的に悪化
画像診断	大脳皮質⓲(　　　　)像	脳実質内⓳(　　　　)域像 白質病変
病理	側頭葉や海馬でのアルツハイマー神経原線維と⓴(　　　)の出現	大脳皮質深部白質および基底核の㉑(　　　)梗塞

解答 a ❶アルツハイマー ❷レビー ❸前 ❹脳血管 ❺クロイツフェルト・ヤコブ ❻アルコール ❼ビタミンB₁₂ b ❽40〜65 ❾アルツハイマー ❿65 ⓫脳血管 c ⓬70 ⓭増加 ⓮女 ⓯男 ⓰崩壊 ⓱まだら ⓲萎縮 ⓳低吸収 ⓴老人斑 ㉑ラクナ

d. 脳細胞の老化性変化

アルツハイマー神経原線維	老人斑	レビー小体
〈脳細胞の組織図〉	〈脳細胞の組織図〉	
脳の㉒（　　　）変化の1つで，神経原線維が㉓（　　　）なり，まとまって㉔（　　　）状または糸球状になって見える現象をいう．	脳の㉕（　　　）変化の1つで，斑の中心部は㉖（　　　）性（銀親和性）の強い芯からなり，その芯の主成分は㉗（　　　）である．芯の周りは㉖性の弱い冠が取り巻いている．	〈神経細胞内部の封入体〉 物質構成：㉘（　　　） 好発細胞：㉙（　　　），ノルアドレナリン，セロトニン，アセチルコリンを分泌する神経細胞（大脳皮質やマイネルト核）に見られる

解答 d ㉒加齢　㉓太く　㉔束　㉕老化　㉖嗜銀（しぎん）　㉗β蛋白　㉘α-シヌクレイン　㉙ドパミン

演習問題

1. 疾患と病変の組合せで正しいのはどれか．（52-PM97）
    1. Lewy小体型認知症 ———— 白質の病変
    2. Alzheimer型認知症 ———— アミロイドの沈着
    3. 血管性認知症 ———— 黒質の神経細胞脱落
    4. 大脳皮質基底核変性症 ———— 黒質運動ニューロン病変
    5. 前頭側頭型認知症 ———— 大脳皮質の腫大神経細胞

2. 認知症をきたす疾患で脳外科的手術によって認知機能が改善する可能性があるのはどれか．**2つ選べ**．（51-AM92）
    1. Lewy小体型認知症
    2. 進行性核上性麻痺
    3. 慢性硬膜下血腫
    4. Wernicke脳症
    5. 正常圧水頭症

3. 疾患と病変の組合せで正しいのはどれか．（48-AM97）
    1. Lewy小体型認知症 ———— 白質の病変
    2. Alzheimer型認知症 ———— 大脳皮質の老人斑
    3. 血管性認知症 ———— 黒質の神経細胞脱落
    4. 大脳皮質基底核変性症 ———— 運動ニューロン病変
    5. 前頭側頭型認知症 ———— 大脳皮質の腫大神経細胞

第18章　薬理

1. 内科疾患に対する薬理……158
2. 精神疾患に対する薬理……169

1 内科疾患に対する薬理

1 副腎皮質ステロイド

生化学	副腎皮質内でコレステロールから合成される❶（　　　）コルチコイド
適応疾患	関節リウマチ，リウマチ熱，全身性エリテマトーデス，多発性筋炎，強皮症，関節痛または関節炎，巨細胞性動脈炎，皮膚炎，アレルギー反応，気管支喘息 慢性閉塞性肺疾患，間質性肺炎，肺水腫，心筋炎，心膜炎，急性肝炎，全身性紅斑性狼瘡，炎症性腸疾患（潰瘍性大腸炎・クローン病） 急性糸球体腎炎，ネフローゼ症候群，再生不良性貧血，低血糖症，眼疾患（ブドウ膜炎），サルコイドーシス，甲状腺機能亢進症，出血性ショック，慢性原発性副腎皮質機能低下症，移植片対宿主病，アナフィラキシーショック，副腎機能障害など

使用方法	❷（　　　　　）療法 （プレドニゾロン）	初期投与量PSL20〜60 mg/日程度 2〜4週ごとに5〜10 mgずつ減量 PSL20 mg以下ではさらにゆっくり減 連日内服と隔日（1日おき）内服
	❸（　　　　　）療法	メチル・プレドニゾロン500〜1,000 mg点滴注射を3日間連続

大量投与または長期的投与による副作用	易❹（　　）性，糖尿病，胃潰瘍（ステロイド潰瘍），❺（　　　　　）壊死 精神不安定（ステロイド精神病），ムーンフェイス（満月様顔貌），中心性肥満 副腎機能障害（ステロイド離脱症候群），❻（　　　　　）症，動脈硬化，筋萎縮（筋力低下），白内障，緑内障，高脂血症，高血圧，血栓症，むくみ

解答 ① ❶糖質　❷経口ステロイド　❸ステロイドパルス　❹感染　❺大腿骨骨頭　❻骨粗しょう

2 抗感染症薬

抗菌薬（抗細菌薬）抗生物質 適応：細菌感染症	①細菌細胞壁合成阻害 動物には細胞壁がないので❶（　　）に害を与えず「細菌・真菌」を選択的に障害する． ❷（　　　　　　）系，セフェム系，ホスホマイシンなど． ②細菌細胞膜の傷害 選択性が少なく副作用が強い． ポリミキシンB，コリスチン（真菌細胞膜に作用するもの）． ③❸（　　　　　）合成阻害 ❸合成を行うリボソームの違いを利用して❸合成を阻害する． アミノ配糖体，テトラサイクリン，クロラムフェニコール，エリスロマイシン，など． ④❹（　　　　）代謝障害 細菌のRNA，❺（　　　　）合成を障害する． ブレオマイシン（❺を切断），マイトマイシンC（❺合成阻害）など． ⑤代謝拮抗 細菌の必須栄養素の代謝に関与する酵素を阻害する． ❻（　　　　　　　　　）．
抗ウイルス薬 適応：ウイルス感染症	①インターフェロン ❼（　　　　　　）の一種． ウイルスが感染する前の細胞に抗ウイルス性の刺激を与える． ②抗ヘルペス薬 細胞内でのヘルペスウイルスの❽（　　　）合成を阻害する． ④抗インフルエンザ薬 細胞へのインフルエンザウイルスの吸着を阻害する． ノイラミダーゼ阻害薬によりウイルスの❾（　　）を抑制する． RNAポリメラーゼ阻害剤もウイルスの❾を抑制する． ⑤抗HIV薬 HIVがもつ逆転写酵素の働きを阻害し，ウイルスの❾を抑制する．

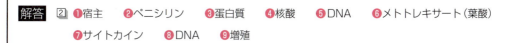

解答 ② ❶宿主　❷ペニシリン　❸蛋白質　❹核酸　❺DNA　❻メトトレキサート（葉酸）　❼サイトカイン　❽DNA　❾増殖

③ 自己免疫疾患治療薬

抗リウマチ薬 適応：関節リウマチ(RA)	免疫調節薬	〈種類〉❶（　　　　）製剤（抗リウマチ作用＝弱〜中等度） 副作用の発現率が高い 〈副作用〉❷（　　　　），口内炎，蛋白尿，下痢，軟便，❸（　　　　）現象
	免疫抑制薬	〈種類〉❹（　　　　　　　　）（抗リウマチ作用＝中〜強度） 副作用の発現率が高い 〈副作用〉胃腸障害，口内炎，脱毛，肝障害，間質性肺炎，骨髄障害，❸現象
全身性エリテマトーデス(SLE)の治療薬	副腎皮質ステロイド	〈種類〉プレドニゾロン 〈作用〉❺（　　　　）作用 〈副作用〉浮腫，うつ状態，白内障
	免疫抑制薬	〈種類〉❹，シクロスポリンなど 〈作用〉①ステロイドのみではコントロールが上手くできない場合 ②ステロイド減量により再燃してステロイドの減量がうまくできない場合
	免疫調整薬	〈種類〉ヒドロキシクロロキン 〈作用〉皮膚症状改善，全身倦怠感の軽減，疾患活動性増悪の防止，臓器障害軽減，血清脂質改善，血栓症の予防，生命予後の改善 〈副作用〉非常に❻（　　　　），（服用初期の）吐気，下痢

解答　③　❶金　❷皮疹　❸エスケープ　❹メトトレキサート　❺抗炎症　❻少ない

4 糖尿病治療薬

インスリン抵抗性改善薬（メトホルミン系）	〈作用〉主に❶（　　　　）組織に働きかけて❶細胞から分泌されるインスリン抵抗性を引き起こす物質を減少させ，インスリン抵抗性を改善して血糖を下げる薬剤 〈適応〉❷（　　　　）と高インスリン血症がみられる2型糖尿病
インスリン抵抗性改善薬（ビグアナイド系）	〈作用〉AMPキナーゼを活性化する（脂肪酸が❸（　　　　　　　）内へ入り，脂肪酸の燃焼が促進されて細胞内脂肪酸濃度を下げることによってインスリン受容体以降のシグナル伝達を促進する） 〈適応〉❷とインスリン抵抗性による高インスリン血症がみられる2型糖尿病
DPP-4※阻害薬 ※DPP-4 腸管ホルモンであるインクレチンの不活化を行う酵素．	〈作用〉DPP-4の働きを阻害して血糖値を下げる ①食後の血糖上昇時に❹（　　　　　　）が腸上皮細胞から分泌される ②この❹が膵臓ランゲルハンス島の❺（　　　）細胞表面の受容体に結合する ③その結果，インスリンの分泌促進およびグルカゴンの分泌を抑制して血糖値を低下させる ④DPP-4は❹を抑制して血糖値を高いままにする ⑤DPP-4阻害薬はDPP-4を阻害することで❹の働きを促進させ，食後の高血糖を改善する ⑥血糖値が低い状態では❹の分泌量は少ないのでDPP-4阻害薬により❻（　　　　）発作が生じる頻度は低い 〈適応〉低血糖が心配な2型糖尿病
インスリン分泌刺激薬	①❼（　　　　　　）薬 〈作用〉膵臓のランゲルハンス島の❺細胞のインスリンの分泌を促進する ②速効型インスリン分泌促進薬（非❼薬） 〈作用〉インスリン分泌のスピードを早めて食後の血糖値の上昇を抑制する 　　　　分泌刺激時間が短い 〈適応〉❽（　　　　　　　　）状態で，食事療法・❾（　　　　）療法を行っても十分に血糖値が下がらず，食後高血糖がみられる軽症の2型糖尿病
α-グルコシダーゼ阻害薬	〈作用〉α-グルコシダーゼ（小腸の糖質分解・吸収酵素）の働きを阻害して糖の分解を❿（　　　）し消化吸収を遅らせることで食後の高血糖を抑制する 〈適応〉食事療法と❾療法ができているのに食後高血糖がみられる軽症の2型糖尿病で，⓫（　　　　）時血糖値がそれほど高くなく❽状態を示す患者
SGLT2阻害薬	〈作用〉SGLT2を阻害して⓬（　　　　）の排泄を促進する（血糖を低下させる） ①SGLT＝「ナトリウム・グルコース共役輸送体」と呼ばれる⓭（　　　　　　　） ②SGLT2＝腎臓の⓮（　　　　）尿細管という場所に限定的に存在している 　　　　体内でグルコース（ブドウ糖）やナトリウムを細胞内に取り込む（⓮尿細管で再吸収されるグルコースのうち90％はSGLT2の働きである） ③糖尿病＝SGLT2の発現が増加している ④SGLT2阻害薬＝⓯（　　　　）に作用してSGLT2の働きを阻害する

解答 4 ❶脂肪 ❷肥満 ❸ミトコンドリア ❹インクレチン ❺β ❻低血糖 ❼スルホニル尿素（SU） ❽インスリン非依存 ❾運動 ❿抑制 ⓫空腹 ⓬尿糖 ⓭蛋白質 ⓮近位 ⓯腎臓

5 骨粗鬆症治療薬

骨吸収抑制薬	①ビスフォスフォネート製剤 〈作用〉❶(　　　)細胞に作用して過剰な骨❷(　　　)を抑制する 〈投与法〉経口剤，注射剤 ②抗ランクル抗体薬 〈作用〉❶細胞の形成や活性化に関わる❸(　　　)に作用して骨❷(　　　)を抑制する 〈投与法〉6カ月に1回の皮下注射 ③❹(　　　)製剤 〈作用〉骨吸収を抑制する，強い鎮痛作用（骨粗しょう症に伴う背中や腰の痛みの抑制） 〈投与法〉注射剤
骨形成促進薬	①❺(　　　)ホルモン 〈作用〉❻(　　　)細胞を活性化させ骨強度を高める 〈投与法〉注射剤 〈適応〉骨密度が非常に低い骨折リスクが高い患者 ②SERM（サーム：塩酸ラロキシフェン，バゼドキシフェン酢酸塩） 〈作用〉❼(　　　)と似た作用で骨密度を増加させる（骨以外の臓器には影響を与えない） ③ビタミン❽(　　　)製剤 〈作用〉骨密度を著しく増加させないが骨形成を促進する（骨折の予防）
カルシウム製剤	〈作用〉カルシウムは骨をつくる主要な❾(　　　)成分 〈投与法〉経口剤（食事の摂取と薬の摂取量をあわせて1,000 mg）
活性型ビタミンD₃製剤	〈作用〉カルシウムの❿(　　　)からの吸収促進，骨形成と骨吸収のバランスの調整 〈投与法〉経口剤
女性ホルモン製剤（エストロゲン）	〈作用〉⓫(　　　)期の更年期症状の軽減，骨粗しょう症の改善 〈投与法〉経口剤

解答 5 ❶破骨　❷吸収　❸蛋白質　❹カルシトニン　❺副甲状腺　❻骨芽　❼エストロゲン　❽K₂　❾ミネラル　❿腸管　⓫閉経

SIDE MEMO

6　貧血治療薬

❶(　　　)	〈内服〉クエン酸第一鉄ナトリウム，硫酸鉄，ピロリン酸第二鉄，フマル酸第一鉄 〈注射〉コンドロイチン硫酸・鉄コロイド，含糖酸化鉄，シデフェロン
作用	骨髄で❷(　　　)に取り込まれヘモグロビンを合成する 2〜4週間でヘモグロビン濃度が上昇，❸(　　　)カ月で正常 体内貯蔵鉄を補うためにさらに3〜6カ月服用する
副作用	悪心，嘔吐，食欲不振，下痢，便秘，腹痛，じんま疹，かゆみ
注意事項	①❹(　　　　　　　　)は鉄の吸収を阻害する ②タンニン(紅茶・緑茶・コーヒー)は鉄の吸収を阻害する ③ビタミンCは鉄の吸収を促進する

7　血栓症治療薬

ワルファリン	・❶(　　　)薬，経口薬 ・ビタミン❷(　　　)作用の抑制，ビタミン❷依存性凝固因子作用の抑制，血液を固まりにくくする ・副作用：❸(　　　)(皮下出血，鼻出血，歯肉出血，傷口からの多量の出血，月経過多，血痰，血尿，血便，貧血による立ちくらみ) ・他剤との相互作用(危険)：ビタミン❷剤，抗てんかん薬，抗生物質，解熱鎮痛剤 ・禁止食材：❹(　　　)，クロレラ，青汁，モロヘイヤ
アスピリン	・❺(　　　)薬，経口薬 ・血小板活発化作用のあるトロンボキサンA_2をつくるシクロオキシゲナーゼ酵素の作用抑制 ↓ 血小板同士の結合や血小板の働きを活発にする物質の放出を抑制する ・投与法：81〜330 mg/日(比較的低用量で使用) ・副作用：❻(　　　)，胃潰瘍，消化管出血
DOAC (直接経口抗凝固薬)	・❼(　　　)治療ガイドライン(2013年改訂版)により推奨されている ・ダビガトラン，リバーロキサバン，アピキサバン，エドキサバン ・副作用：❸の合併症はワルファリンと比べて少ない ・薬効発現が速やかで，食事制限が不要，ビタミン❷の代謝とは直接関係しないので)である

解答　6　❶鉄剤　❷赤芽球　❸1〜2　❹胃十二指腸潰瘍薬(H_2ブロッカー)
　　　　7　❶抗凝固　❷K　❸出血　❹納豆　❺抗血小板　❻喘息　❼心房細動

SIDE MEMO

▶ β受容体作動薬

気管支喘息および他の慢性閉塞性肺疾患の症状の緩和に使われる薬剤のこと．β2アドレナリン受容体に作用して平滑筋を弛緩させ，気管支の拡張，筋肉と肝臓の血管拡張，子宮の筋肉の弛緩，およびインスリンの放出を引き起こす．

▶ β遮断薬

交感神経のアドレナリン受容体のβ受容体のみに遮断作用を示す薬剤のこと（β遮断薬，βブロッカーなど）．降圧薬，労作性狭心症の予防，不整脈，心機能改善，心筋梗塞の予後改善などに用いる．

8 循環器疾患治療薬

抗高血圧薬 （降圧薬）	❶（　　　　　　　　）薬（Ca遮断薬，交感神経遮断薬，β受容体遮断薬，中枢性降圧薬，❷（　　　　　　　　）抑制薬）
❸（　　　　　）薬 （心不全の治療薬）	細胞内サイクリックAMPを高める強心薬（β受容体作動薬，ジギタリス，❷（　　　）抑制薬，β遮断薬，血管拡張薬）
不整脈の治療薬	抗不整脈薬
狭心症の治療薬	抗狭心症薬（β受容体遮断薬，❹（　　　　　　）薬）

9 ボツリヌス毒素製剤

薬品名	A型ボツリヌス毒素（ボトックス）
成分	分子量15万の❶（　　　　　　　）． ボツリヌス菌が産生する複合体毒素（ボツリヌス毒素）． 種類：❷（　　　　）種類の毒素（A, B, C, D, E, F, G）＝ヒトでは「A, B, E, F型毒素」で中毒を発生する． 安全性：①❸（　　　　）℃で10分間加熱する，②❹（　　　　　　　）で処理する．①または②により失活して毒性がなくなる．
中毒	ボツリヌス菌食中毒（きわめて毒性が強い）
作用	❺（　　　　　　　）部での❻（　　　　　　　　　）の放出を妨げる 末梢性に限局した❼（　　　　　　　）・鎮痛作用など 中毒症状：消化器症状（下痢・悪心・嘔吐など，ただし毒素の作用ではない），めまい，頭痛，視力低下，複視，自律神経障害，四肢麻痺
効能・効果	①❽（　　　　　）：眼瞼❽，片側顔面❽，痙性❽． ②❾（　　　　　）：上肢❾，下肢❾． ③2歳以上の小児脳性麻痺患者における下肢痙縮に伴う❿（　　　　）． ④重度の原発性腋窩⓫（　　　　　　）． ⑤⓬（　　　　　）．
用法・用量	適応：成人および12歳以上の小児． 方法：以下の用量を外眼筋に⓭（　　　　　　　）する． 　　　初回投与後⓮（　　　　）週間観察する． 　　　効果が不十分な場合には，さらに追加で初回投与量の⓯（　　）倍までの用量を上限として投与することができる． 　　　前回の効果が減弱した場合には，過去に投与された1回投与量の⓯倍までの用量を上限として再投与することができる． 　　　ただし，⓰（　　　）カ月以内の再投与は避けること． 　　　1回の投与における1つの筋あたりの投与量は⓱（　　　）単位を超えないこと．

解答　⑧ ❶降圧利尿　❷レニン・アンジオテンシン系　❸強心　❹Ca遮断
　　　⑨ ❶蛋白質　❷7　❸100　❹アルカリ　❺神経筋接合　❻アセチルコリン　❼筋弛緩
　　　❽痙攣　❾痙縮　❿尖足　⓫多汗症　⓬斜視　⓭筋肉内注射　⓮4　⓯2　⓰3　⓱10

演習問題

1. 病態とその治療薬の組合せで正しいのはどれか．（51-AM95）
    1. 関節リウマチ ——— メトトレキサート
    2. ジスキネジア ——— L-dopa
    3. 重症筋無力症 ——— 抗コリン薬
    4. 前立腺肥大症 ——— 男性ホルモン
    5. 消化管出血 ——— アスピリン

2. 抗凝固薬はどれか．（51-PM78）
    1. レボドパ
    2. ビタミンK
    3. アドレナリン
    4. バクロフェン
    5. ワルファリン

3. ボツリヌス毒素製剤の作用機序について正しいのはどれか．（50-AM78）
    1. 末梢神経の破壊
    2. ミトコンドリアのATP産生停止
    3. アクチンとミオシン頭部の結合抑制
    4. 抗アセチルコリン受容体抗体の産生
    5. 神経終末部でのアセチルコリン分泌抑制

4. 病態と薬物療法の組合せで正しいのはどれか．（49-AM82）
    1. 肩手症候群 ——— 免疫グロブリン製剤
    2. 視床痛 ——— A型ボツリヌス毒素製剤
    3. 症候性てんかん ——— 抗血小板
    4. 深部静脈血栓症 ——— 抗凝固薬
    5. 夜間せん妄 ——— 睡眠導入薬

5. 病態とその治療薬の組合せで正しいのはどれか．（48-PM85）
    1. ジスキネジア ——— L-dopa
    2. 重症筋無力症 ——— コリンエステラーゼ阻害薬
    3. 前立腺肥大症 ——— 抗コリン薬
    4. 間質性肺炎 ——— メトトレキサート
    5. 消化管出血 ——— アスピリン

6. ボツリヌス毒素を用いた治療で，効果の一般的な持続期間はどれか．（47-AM78）
    1. 1～3日
    2. 1～3週間
    3. 3～6か月
    4. 1～3年
    5. 10年以上

7. 薬物療法について正しいのはどれか．（47-AM75）
    1. 薬物は半減期が長いほど体内から速く排泄される．
    2. 経口投与されたバクロフェンは髄液に移行しない．
    3. 脂溶性の薬物は肝臓で代謝されると排泄されやすくなる．
    4. 血液透析を受けている患者では投薬量を通常よりも多くする．
    5. 抗てんかん薬の血中濃度が治療域の下限以上であれば発作は起こらない．

8. 痙縮の治療においてボツリヌス毒素の作用部位はどれか．（46-PM77）
    1. 脊髄後根神経節
    2. 脊髄前角
    3. 脊髄前根
    4. 運動神経終末
    5. 筋小胞体

MEMO

2 精神疾患に対する薬理

1 神経疾患治療薬（抗パーキンソン病薬）

ドパミン補充薬	〈種類〉レボドパ（❶（　　　　　　）前駆物質） ドパミンは血液脳関門を通過できないため❶前駆物質「レボドパ」を投与し，ドパミン脱炭素酵素により，脳内でドパミンに変換させる 〈副作用〉❷（　　　）性低血圧，眩暈，悪心，嘔吐，食欲不振
ドパミン脱炭素酵素阻害薬	〈種類〉ベンセラジド，カルビドパ 脳以外にあるドパミン脱炭素酵素を阻害して脳以外でのドパミン変換を抑制して，ドパミンの脳移行率を上げる 〈副作用〉悪心，幻覚，妄想，不随意運動，❸（　　　　　）現象，ON-OFF現象，ジスキネジア，ジストニア
MAO-B（B型モノアミン酸化酵素）阻害薬	〈種類〉セレギリン MAO-B酵素を選択的に阻害してドパミンから生成される❹（　　　　　　）の生成を阻害しドパミン濃度を上げる． 〈副作用〉悪心，嘔吐，食欲不振，眩暈，ふらつき，幻覚，不随意運動，ジスキネジア
ドパミン受容体刺激薬	❺（　　　　　　　　　）：ドパミン受容体を刺激してドパミンの受取を促進する 〈種類〉アマンタジン， 〈副作用〉筋肉のこわばり，意識障害，投与中止により❻（　　　）症候群の可能性
ノルアドレナリン増強薬	〈種類〉ドロキシドパ 〈作用〉❼（　　　　）に有効 〈副作用〉頭痛，のどの痛み，鼻出血

解答 ❶ドパミン　❷起立　❸Wearing-Off　❹ノルアドレナリン　❺ドパミンアゴニスト
　　　❻悪性　❼すくみ足

2 精神疾患治療薬（向精神薬）

抗精神病薬	〈別名〉神経遮断薬・❶(　　　　　　　　　　　　) 〈適応〉統合失調症 〈種類〉定型抗精神病薬 〈副作用〉 ・ドパミンD_2受容体遮断作用＝錐体外路反応（急性ジストニア，❷(　　　　　　　　)，パーキンソン症候群（硬直・振戦），遅発性❸(　　　　　　　　　　)，頻脈，低血圧，勃起不全，傾眠，悪夢，高プロラクチン血症，無月経，乳汁分泌，陰萎など ・ムスカリン性アセチルコリン受容体遮断作用＝便秘，眼のかすみ，口渇など ・ヒスタミンH_1受容体遮断作用＝眠気，鎮静，体重増加など ・$α_1$アドレナリン受容体遮断作用＝❹(　　　　　　　　　　)，低血圧，眩暈，射精障害など
抗うつ薬	〈適応〉うつ病，全般性不安障害，パニック障害，社交不安障害，強迫性障害，心的外傷後ストレス障害（PTSD） 〈種類〉モノアミン酸化酵素阻害薬，三環系抗うつ薬，四環系抗うつ薬，選択的セロトニン再取り込み阻害薬（SSRI），セロトニン・ノルアドレナリン再取り込み阻害薬（SNRI） 〈副作用〉口渇，肥満，性機能障害，2型糖尿病，他者に暴力を加える危険性，❺(　　　　　　　　　　　　　　　)，急な服薬中止時の❻(　　　　　　　)（解離性障害，抑うつ，不眠症，動悸，動揺，混乱，胃腸障害，持続的な耳鳴り，不随意筋けいれん，知覚障害）
気分安定薬	〈適応〉❼(　　　　　)障害，激しい持続的な気分の変化を特徴とする気分障害 〈種類〉ムードスタビライザー ❽(　　　　　　　　)，抗てんかん薬（カルバマゼピンなど），非定型型抗精神病薬（リスペリドンなど） 〈副作用〉手足の震え，のどが渇く，下痢，尿量の減少など
抗不安薬	〈適応〉不安神経症 〈種類〉ベンゾジアゼピン系抗不安薬（トランキライザー），選択的セロトニン再取り込み阻害薬（SSRI） 〈副作用〉❺，急な服薬中止時の❻（解離性障害，抑うつ，不眠症，動悸，動揺，混乱，胃腸障害，持続的な耳鳴り，不随意筋けいれん，知覚障害）
認知症の治療薬	アセチルコリンエステラーゼ阻害剤：〈適応〉軽度～中等度の❾(　　　　　　　)型認知症，レビー小体型認知症 〈種類〉❿(　　　　　　　　　　)，レミニール，リバスタッチパッチ 〈副作用〉精神症状（興奮），⓫(　　　　　)症状（下痢や嘔気など） NMDA受容体拮抗薬：〈適応〉中等度～重度の❼型認知症 〈種類〉メマリー 〈副作用〉眩暈，ふらつき

解答 ② ❶メジャートランキライザー ❷アカシジア ❸ジスキネジア ❹悪性症候群 ❺賦活症候群（自殺の傾向を高める） ❻離脱症状 ❼双極性 ❽炭酸リチウム ❾アルツハイマー ❿アリセプト（ドネペジル） ⓫消化器

演習問題

1. 悪性症候群の症状はどれか．（51-PM100）
   1. 筋弛緩
   2. 高血糖
   3. 高　熱
   4. 徐　脈
   5. 白血球減少

2. 抗精神病薬を服用中の統合失調症患者．意識障害，37.5℃以上の発熱，発汗および身体のこわばりが出現した．最も考えられるのはどれか．（48-AM100）
   1. アカシジア
   2. 悪性症候群
   3. 急性ジストニア
   4. 遅発性ジスキネジア
   5. 薬剤性 Parkinson 症候群

3. 悪性症候群の原因となる可能性が最も高いのはどれか．（47-AM100）
   1. 抗うつ薬
   2. 抗不安薬
   3. 気分安定薬
   4. 抗精神病薬
   5. 抗てんかん薬

4. 抗精神病薬の副作用で治療しても遷延する可能性が高いのはどれか．（44-92）
   1. 突進歩行
   2. アカシジア
   3. 悪性症候群
   4. 全身倦怠感
   5. 遅発性ジストニア

5. 気分安定薬はどれか．（42-93）
   1. クロルプロマジン
   2. ジアゼパム
   3. ハロペリドール
   4. フェノバルビタール
   5. リチウム

6. 急性ジストニアを生じやすい向精神薬はどれか．（41-93）
    1. 気分安定薬
    2. 抗不安薬
    3. 抗認知症薬
    4. 抗精神病薬
    5. 抗てんかん薬

7. 抗精神病薬の副作用でないのはどれか．（40-94）
    1. 低血圧
    2. 歯肉過形成
    3. 麻痺性イレウス
    4. ジストニア
    5. パーキンソニズム

8. 筋弛緩作用の強い薬物はどれか．（40-93）
    1. 抗認知症薬
    2. 抗うつ薬
    3. 抗不安薬
    4. 抗精神病薬
    5. 抗てんかん薬

9. 副作用として錐体外路症状を生じやすい薬物はどれか．（39-71）
    1. 抗不安薬
    2. 抗うつ薬
    3. 抗精神病薬
    4. 気分安定薬
    5. 抗てんかん薬

引用文献

第2章　腫瘍
1) 澤井高志・内藤　真・名倉　宏・他：エッセンシャル病理学．第5版，医歯薬出版，2000，p148，図6-Ⅳ-4．
2) 畠山　茂：病理学概論．社団法人東洋療法学校協会編，医歯薬出版，2002，p93，図8-11，図8-10，一部改変．
3) 澤井高志・内藤　真・名倉　宏・他：エッセンシャル病理学．第5版，医歯薬出版，2000，p146，図6-Ⅳ-1，一部改変．
4) 澤井高志・内藤　真・名倉　宏・他：エッセンシャル病理学．第5版，医歯薬出版，2000，p146，図6-Ⅳ-2，一部改変．
5) P.S. Macfarlane・R. Callander・Robin Reid(著)・細田泰弘(翻訳)：イラスト病理学．3版，文光堂，1997，一部改変．
6) 畠山　茂：病理学概論．社団法人東洋療法学校協会編，医歯薬出版，2002，p85，図8-8，一部改変．

第5章　循環障害
1) 中村恭一・坂本穆彦：系統看護講座　専門基礎6　病理学．2版，医学書院，2000，p51，図18，一部改変．
2) 大西俊造・他：スタンダード病理学，文光堂，1998，一部改変．
3) 澤井高志・内藤　真・名倉　宏・他：エッセンシャル病理学．第5版，医歯薬出版，2000，p60，図4-7．

第6章　進行性病変
1) 松村讓次：イラスト解剖学．3版，中外医学社，2002，p14，一部改変．
2) Rockwood, C.A. & Green, D.P.：Fractures, Vol.1, p.98 Lippincott, 1975，一部改変．

第7章　退行性病変
1) 畠山　茂：病理学概論．社団法人東洋療法学校協会編，医歯薬出版，2002，p40，図5-2．

第8章　代謝異常
1) 神山隆一・大西俊造・他：スタンダード病理学．文光堂，1998，一部改変．

第10章　老化現象
1) 金子丑之助(原著)・金子勝治・稙田真澄(改訂)：日本人体解剖学．上巻　改訂19版，南山堂，2000，p427，一部改変．
2) 金子丑之助(原著)・金子勝治・稙田真澄(改訂)：日本人体解剖学．上巻　改訂19版，南山堂，2000，p431，一部改変．

第11章　神経疾患の病理
1) 荒木淑郎：最新神経病学．改訂3版，金芳堂，1994，p372，一部改変．
2) 荒木淑郎：最新神経病学．改訂3版，金芳堂，1994，p372，一部改変．
3) 金子丑之助(原著)・金子勝治・稙田真澄(改訂)：日本人体解剖学．上巻　改訂19版，南山堂，2000，p464，一部改変．
4) 加藤元博：臨床神経内科学(平山惠造編)．第4版，南山堂，2000，p260．
5) 水野美邦：神経内科Quick Reference．第2版，文光堂，1995，p569，図5-J-14，一部改変．
6) 水野美邦：神経内科Quick Reference．第2版，文光堂，1995，p568，図5-J-13，一部改変．

第13章　循環器疾患の病理
1) 山口　徹：狭心症・心筋梗塞．南江堂，1999，p233，図4，一部改変．
2) 芳賀敏彦・高木昭輝・吉岡成人・高橋正明：リハ医学講座17巻　循環器疾患・呼吸器疾患．第2版，医歯薬出版，1996，p58，一部改変．
3) 芳賀敏彦・高木昭輝・吉岡成人・高橋正明：リハ医学講座17巻　循環器疾患・呼吸器疾患．第2版，医歯薬出版，1996，p60，一部改変．
4) Dox,I.,Melloni・高久史麿(監訳)：メローニ図解

医学辞典．原著改訂第2版，南江堂，1993，p17，一部改変．

5) 井村裕夫・他：わかりやすい内科学．第2版，文光堂，2002，p210，一部改変．

6) 井村裕夫・他：わかりやすい内科学．第2版，文光堂，2002，p596，一部改変．

7) 澤井高志・内藤　真・名倉　宏・他：エッセンシャル病理学．第5版，医歯薬出版，2000，p210，図9-Ⅳ-8

8) 大成浄志：PT・OT標準理学療法学・作業療法学　内科学．医学書院，2000，P100，図46，改変．

第15章　呼吸器疾患の病理

1) 澤井高志・内藤　真・名倉　宏・他：エッセンシャル病理学．第5版，医歯薬出版，2002，p264，一部改変．

2) 澤井高志・内藤　真・名倉　宏・他：エッセンシャル病理学．第5版，医歯薬出版，2002，p265．

3) 澤井高志・内藤　真・名倉　宏・他：エッセンシャル病理学．第5版，医歯薬出版，2002，p267，一部改変．

4) 中村恭一・坂本穆彦：系統看護学講座　専門基礎6　病理学．医学書院，1990，p143，一部改変．

5) 澤井高志・内藤　真・名倉　宏・他：エッセンシャル病理学．第5版，医歯薬出版，2002，p273，一部改変．

第16章　消化器疾患の病理

1) 奥田　稔・曽田豊二・馬場駿吉・他：耳鼻咽喉科学・頭頸部外科学．医歯薬出版，p375，一部改変．

2) 杉本恒明・小俣政男・水野美邦：内科学．第8版（Ⅲ），朝倉書店，2003，p946，一部改変．

3) 澤井高志・内藤　真・名倉　宏・他：エッセンシャル病理学．第5版，医歯薬出版，2002，p303，一部改変．

4) 澤井高志・内藤　真・名倉　宏・他：エッセンシャル病理学．第5版，医歯薬出版，2002，p304，306，308，一部改変．

5) 杉本恒明・小俣政男・水野美邦：内科学．第8版（Ⅲ），朝倉書店，2003，p971，一部改変．

6) 澤井高志・内藤　真・名倉　宏・他：エッセンシャル病理学．第5版，医歯薬出版，2002，p320，一部改変．

7) Dox, I., Melloni・高久史麿（監訳）：メローニ図解医学辞典．原著改訂第2版，南江堂，1993，p375，一部改変．

索引

和文

あ
アザラシ肢症　5, 93
アジソン病　84
アスピリン　163
アセチルコエンザイムA　79
アセチルコリンエステラーゼ阻害剤　168
アセチルコリン受容体タンパク　125
アセチルCoA　79
アテローム　129
アドレナリン　72, 86
アフタ性口内炎　146
アポトーシス　69
アミノ酸　75
アミノ酸先天性代謝異常症　77
アミロイドーシス　3, 67
アミロイド小体　98
アミロイド蛋白　109
アミロイド変性　66, 67
アメーバ赤痢　3, 4, 20, 21, 24
アルツハイマー型老年認知症　154
アルツハイマー神経原線維　155
アルツハイマー病　103, 109, 154
アルブミン　75
アレルギー　2
アレルギー反応　35
アンモニア　76
亜急性炎症　21
亜急性硬化性全脳炎　28
悪液質　17
悪性関節リウマチ　121
悪性黒色腫　15
悪性腫瘍　16
悪性上皮性腫瘍　15
悪性非上皮性腫瘍　15
悪性貧血　3
圧迫性虚血　45
安静時狭心症　129

い
イタイイタイ病　4
イレウス　5, 148
インスリノーマ　86
インスリン　72, 86
インスリン依存状態　73
インスリン抵抗性改善薬　161
インスリン非依存状態　73
インターフェロン　159
医原性疾患　5
医原病　4
胃がん　147
胃ポリープ　147
胃潰瘍　147
異種移植　38
萎縮　68
移行上皮がん　11
移植　38
移植片　38
移植片対宿主反応　38
一次運動ニューロン障害　110
一次治癒　62
遺伝　2
遺伝子異常　92
遺伝子病　90
遺伝性球状赤血球症　137
遺伝性痙性対麻痺　112
遺伝要因　90

う
ウイルス　20, 28
ウィルソン病　82
ウィルヒョウ転移　16
ウェルドニッヒ・ホフマン病　111
うっ血　45
運動ニューロン疾患　110
運動ニューロン性認知症　154
運動負荷試験　128

え
エイズ　36
エイズ認知症　154
エストロゲン　162
エプスタイン・バーウイルス　28
エネルギー源　72
エンドトキシン性ショック　52
壊死　69
壊死性炎　21, 24
壊死組織の転帰　69
壊死脱落　132
壊疽　69
壊疽性炎　21, 24
栄養障害　3
栄養素　3
液性免疫　32
円柱上皮性　13
炎症　20
炎症の5主徴　22
炎症の3徴候　20
炎症の種類　23
炎症の4徴候　20
炎症期　59, 60
炎症性関節疾患　121
炎症性肉芽　142
炎症反応　22
遠心路　113

お
オカルトがん　17
オスグッド・シュラッター病　120
オリーブ橋小脳萎縮症　112
黄疸　83, 84

か
カイザー・フライシャー角膜輪　82
カイロミクロン　79
カドミウム　4
カヘキシー　17
カリニ肺炎　20
カルシウム代謝　81
カルシトニン　100
がん実質　11

索引

か

がん腫　8, 11, 15
がん性リンパ管炎　16
化学的因子　4
化生　15, 56
化膿性炎　24
化膿性関節炎　121
仮性動脈瘤　131
過形成　57
回帰熱　20
回虫症　3, 20
灰白症候群　5
海綿質骨　59
開放骨折　60
壊血病　3
解離性動脈瘤　131
外因　2
外因性低血糖　86
外傷性股関節脱臼　120
角膜乾燥症　3
拡張期血圧　50
獲得免疫　32
脚気　3
川崎病　133
肝がん　150
肝炎　150
肝硬変　150
肝性昏睡　76
肝脾腫　138
肝変期　142
完全再生　56
冠れん縮性狭心症　129
冠動脈硬化　129
乾性壊疽　69
乾燥性凝固壊死　143
乾酪壊死　143
間質　11
間質液　48
間質性肺炎　121, 142
間葉系細胞　23
嵌頓　148
幹細胞　33
感染症　26
感染症の経路　27
感染症の分類　26
関節リウマチ　121
関節内出血　139
管内性転移　16
顔面肩甲上腕型筋ジストロフィー　124

き

キーンベック病　120
キノホルム　5
ギラン・バレー症候群　106, 113
気管支肺炎　142
気分安定薬　168
奇形　95
寄生虫　3
器質化　60
器質性狭心症　129
起立性低血圧　103
起立性低血圧症　52
逆シャンペンボトル型　107
逆行性死滅　107
求心路　113
急性リンパ性白血病　138
急性胃炎　147
急性炎症　22
急性肝炎　150
急性増殖性炎　24
急性熱性皮膚粘膜リンパ節症候群　133
急性白血病　138
急性非リンパ球性白血病　138
球麻痺　110
巨細胞封入体症　28
巨赤芽球性貧血　136
巨大振幅電位　111
虚血　45
虚血性心疾患　128
狂犬病ウイルス　28
狭心症　128, 129
狭心症発作　129
胸膜　100
胸腺細胞　33
局所の循環障害　22
局所循環障害　22, 44
局所性アミロイドーシス　67
局所性うっ血　45
局所的の進行度　17
菌交代現象　5
筋萎縮　103, 110, 124
筋萎縮性側索硬化症（ALS）　110
筋強直性ジストロフィー　125
筋疾患　124
筋線維変性組織　124

く

クーゲルベルグ・ウェランダー病　111
クームスの分類　35
クエン酸回路　79
クラインフェルター症候群　90
クラミジア　20
クリスマス因子　139
クルーケンベルグ腫瘍　16
クレブスの回路　79
クローン病　148
クロイツフェルト・ヤコブ病　154
クロロキン　4
グリア瘢痕　115
グリオーシス　110
グリコーゲン　72
グリセロール　79
グルカゴン　72, 86
グルココルチコイド　86
グレイ症候群　5
くも膜下出血　116
くる病　3
ぐにゃぐにゃ乳児　111
空胞変性　124

け

ケーラー病　120
形質細胞　33
憩室　148
劇症肝炎　21
血液　48
血液凝固障害　3
血液循環　42
血液循環障害　44
血管れん縮　129
血管拡張性物質　22
血管系細胞　23
血管浸透性　22
血管性炎症　21
血管内圧　48
血行性転移　16
血腫　60
血小板　23, 139
血漿リポ蛋白　80
血漿膠質浸透圧　48
血漿蛋白質　75

筋肉内出血　139

筋肉内出血　139

空胞変性　124

索　引

血清Ca濃度　81
血清CPK　124
血清総ビリルビン値　83
血栓症　46, 47
血栓症治療薬　163
血糖の調節　72
血糖上昇ホルモン　86
血糖低下ホルモン　86
血友病　139
結核結節　143
結核性関節炎　122
結核病理　143
結石症　81
結節性動脈周囲炎　106, 132
結膜充血　133
顕性感染　27
言語障害　113
原虫　3

こ

コレステロール　79
ゴーン巣　142
口蓋裂　146
口角炎　3
口峡炎　21
口唇炎　3
口唇裂　146
公害病　4
向精神薬　168
抗インフルエンザ薬　159
抗ウイルス薬　159
抗パーキンソン病薬　167
抗ヘルペス薬　159
抗リウマチ薬　160
抗うつ薬　168
抗感染症薬　159
抗菌薬　159
抗原　32
抗高血圧薬　164
抗生物質　159
抗精神病薬　168
抗体　32
抗不安薬　168
抗HIV薬　159
高アンモニア血症　76
高カルシウム血症　81, 138
高ビリルビン血症　83
高吸収域　115

高血圧症　3, 50
高血圧性脳内出血　116
高血圧治療ガイドライン　50
交感神経　86
交感神経刺激症状　86
後天性　2
降圧薬　164
梗塞　44, 47
硬性がん　11
絞扼性イレウス　148
膠原病　106
膠質浸透圧　48
黒色腫　15
骨関節疾患　120
骨髄　136
骨髄性疾患　136
骨折　59
骨折治癒　61
骨粗鬆症　100
骨粗鬆症治療薬　162
骨膜　59
骨梁　59

さ

サイトメガロウイルス　28
サリドマイド　93
サルコイドーシス　106
再生　56
再生能力　56
再生不良性貧血　137
再造形期　59
細菌　20, 28
細動脈の硬化　129
細胞性免疫　32
酸性ムコ多糖体　98

し

シャルコー・マリー・トゥース病　107
シュニッツラー転移　16
シュワン細胞　106
ショック　52
ジフテリア　24
死因統計　8
自然免疫　32
自己免疫疾患　36
自己免疫疾患治療薬　160
指尖蒼白　132

脂褐素　98
脂質異常症　80
脂質代謝　79
脂肪肝　3
脂肪骨髄　137
脂肪酸　79
脂肪変性　66, 67
自家移植　38
自己免疫疾患　38
自律性増殖　8
痔核　148
痔瘻　148
色素母斑　15
軸索変性　107
失血性貧血　137
疾病　2
実質　11
若年性認知症　154
主要組織適合抗原　38
主要組織適合複合体　38
腫瘍　8, 15
樹状細胞　33
収縮期血圧　50
収縮性虚血　45
修復期　59
修復後期　60
修復早期　60
十二指腸潰瘍　148
充血　44
重症筋無力症　125
重複奇形　95
粥状硬化　115
粥状動脈硬化　129
出血　46
出血性炎　24
出血性塞栓　47
循環器疾患治療薬　164
初老期認知症　154
小脳皮質　113
小(肺)循環　42
症候性大腿骨骨頭壊死　120
症候性低血圧症　52
症候性肥満症　79
硝子質　67
硝子変性　124
硝子様肥厚　129
硝子様変性　129
漿液性炎　24

索引

上皮性腫瘍　11
常染色体異常　90, 109
常染色体性劣性遺伝　92, 111
常染色体優性遺伝　9, 92
静脈血栓症　103, 133
静脈瘤　133
食道がん　147
食道静脈瘤　147
梅瘡　103
心外膜炎　121
心筋炎　121
心筋梗塞　128, 130
心弁膜炎　121
心理的荒廃　103
神経原性筋萎縮性放電　111
神経膠瘢痕　115
神経疾患治療薬　167
侵入門戸　27
真菌　28
真性動脈瘤　131
進行性核上性麻痺　154
進行性筋ジストロフィー症　124
進行性多巣性白質脳症　28
浸潤性発育　10
滲出　21, 22
滲出性炎　21
腎機能不全　78

す

スピロヘータ　3, 28
スモン病　5
水がん　21
水腫　48
水腫性変性　124
膵がん　151
膵炎　151
膵臓ランゲルハンス島　73
膵島腫瘍　86
数の萎縮　68
髄様がん　11

せ

生物学的因子　3
生理の再生　56
生理的肥大　57
生理的老化因子　98
正常圧水頭症　154
成人T細胞白血病　9, 138

成長ホルモン　86
青斑核　99
精神機能低下　86
精神疾患治療薬　168
赤芽球性貧血　137
赤色骨髄　136
赤血球　136
析出　24
脊髄小脳変性症　112
脊髄性筋萎縮症　111
石灰沈着　81
接触性転移　16
節性脱髄　107
舌がん　146
舌炎　3
先天異常　90
先天奇形　95
先天性　2
先天性異常疾患　90
疝痛　81
染色体異常　2
腺がん　15
腺腫　14
線維芽細胞　23, 142
線維性肥厚　129
線維素性炎　24
線条体　110
潜函病　120
潜水病　120
全身循環障害　50
全身性アミロイドーシス　67
全身性エリテマトーデスの治療薬　160
全身性うっ血　45
全身性炎症反応症候群　24
全身的進行度　17
前頭葉性認知症　154

そ

素因　2
組織の傷害　22
組織の増殖　22
組織圧　48
組織間隙空洞化　124
創傷治癒　59, 61
造血細胞　100
増殖性炎　21
増殖組織　62

側副循環　51
側副路　51
塞栓症　47
続発性高血圧症　50

た

ターナー症候群　90
ダウン症候群　91, 109
多重がん　17
多相性運動単位電位　111
多糖類　72
多発性筋炎　36, 125
多発性梗塞性認知症　103
多発性硬化症　113
多発性神経炎　3, 121
楕円赤血球　136
代謝性アシドーシス　73
体液循環　42
体外産性毒物　4
体内産性毒物　4
体内伝播経路　28
胎芽病　90
胎児性赤芽球症　137
胎児病　90
大(体)循環　42
大腿骨骨頭壊死　120
大腸がん　148
大腸炎　148
大腸憩室　148
大動脈炎症候群　132
大脳基底核疾患　110
大葉性肺炎　24, 142
高安病　45, 132
脱髄　107
脱髄性疾患　113
胆のう炎　150
胆石　150
単純萎縮　68
単純脂質　79
単純性肥満症　79
単体奇形　95
単糖類　72
蛋白細胞解離　113
蛋白質代謝　75

ち

チアノーゼ　45
緻密質　59

索 引

中枢リンパ組織 33
中性脂肪 79
中膜性硬化 129
虫垂炎 148
腸チフス 24
腸重積 148
腸閉塞症 5
沈下性肺炎 103

つ
ツツガムシ病 3, 20
ツベルクリン反応陽性 142
椎間板ヘルニア 122
痛風 3, 77
痛風結節 77

て
ティネル徴候 107
テトラサイクリン 4
デュシェンヌ型筋ジストロフィー 93, 124
低アルブミン血症 87
低カルシウム血症 81
低吸収域 115
低血圧症 52
低血糖 86
低蛋白血症 75, 87
鉄欠乏性貧血 83, 136
鉄代謝異常 82
鉄平衡 83
天然痘ウイルス 28
転移 16
伝播経路 27

と
トラコーマ 20
トリソミー 91, 109
トリプルX症候群 91
ドパミン 167
兎唇 146
頭蓋内出血 116, 139
糖質コルチコイド 72, 73
糖質代謝 72
糖代謝疾患 86
糖尿病 73
糖尿病の三大合併症 74
糖尿病性神経障害 74
糖尿病性腎症 74

糖尿病治療薬 161
糖尿病網膜症 74
同種移植 38
動脈炎 132
動脈硬化 129
動脈硬化症 131
動脈硬化性動脈瘤 131
動脈瘤 131
銅代謝異常 82
特発性大腿骨骨頭壊死 120
毒物 4

な
ナチュラルキラー細胞 33
内因 2
内因性低血糖 86
内分泌異常 2
鉛中毒 106

に
ニューロパチー 106
二次運動ニューロン障害 110
二次治癒 62
二糖類 72
二分脊椎 93
肉芽腫性炎 24
肉芽組織 61
肉腫 8
乳頭腫 13
尿管結石 81
尿失禁 103
尿素回路 76
尿中クレアチニン 124
尿毒症 76
尿路結石 103
認知症 103, 154
認知症の治療薬 168

ね
ネフローゼ症候群 3
捻転 148
粘膜充血 133

の
脳萎縮 109
脳血管障害 115
脳血管性認知症 103, 154
脳梗塞 115

脳出血 116
脳動静脈奇形 116
脳動脈瘤 131

は
ハバース管 59
ハンチントン病 110
ハンチントン舞踏病 154
バーキットリンパ腫 9
バージャー病 45, 132
バビンスキー反射亢進 110
パーキンソン病 103, 110
パーキンソン病性認知症 154
パピローマウイルス 9
パンヌス 121
播種性血管内凝固症候群 46, 52
播種性転移 16
肺壊疽 21
肺炎 142
肺結核 142
肺高血圧症 51
肺性心 57
肺性心疾患 57
肺線維症 121
配偶子病 90
敗血症性ショック 52
廃用症候群 103
梅毒 3, 20, 24
梅毒性動脈瘤 131
白血球 23
白血病 138
発病 26
汎血球減少症 137
半月板損傷 122
反応性低血糖 86
伴性劣性遺伝 93
伴性劣性遺伝性疾患 139
晩発性小脳皮質萎縮症 112

ひ
ヒスタミン 22
ヒ素 4
ビタミン 3
ビタミンB₁欠乏症 106
ビタミンB₁₂欠乏症 154
ビュルガー病 45
ビリルビン 83
ピック病 103, 154

日和見感染　27
皮質骨　59
皮質性認知症疾患　109
皮膚筋炎　36, 125
非上皮性腫瘍　11
肥大　57
肥満　79
被殻　110
被覆上皮　13
尾状核　110
病因　2
病原性大腸菌感染症　28
病原体　20
病原微生物　28
病的肥大　57
貧血　136
貧血治療薬　163

ふ
フィブリノイド変性　66, 67
フィラデルフィア染色体　9
フェニルアラニン水酸化酵素　77
フェニルケトン尿症　77
フォルクマン管　59
フリードライヒ病　112
プリン体　77
プロテオグリカン　98
不完全再生　56
不顕性感染　27
浮腫　3, 48, 87, 133
副交感神経刺激症状　86
副腎皮質ステロイド　158
腹水　87
腹壁静脈怒張　133
複合脂質　79
物理的因子　3
分子病　90

へ
ヘモグロビン　84, 136
ベーチェット病　120
ベンゾール　4
ペラグラ　3, 106
ペルテス病　120
閉塞性虚血　45
閉塞性血栓性血管炎　132
変形性関節症　122
変形性脊椎症　122

変性　66
変性疾患　109
扁桃炎　146
扁平上皮がん　11, 15
扁平上皮性　13

ほ
ホームズ小脳萎縮症　112
ボールマン分類　147
ボツリヌス毒素製剤　164
ポリオーマウイルス　28
ポルフィリン　84
補体　32
膀胱直腸障害　113
膨張性発育　10
発疹　133
本態性高血圧症　50
本態性（体質性）低血圧症　52
翻転　148

ま
マイコプラズマ　28
マクロファージ　33, 61
マラリア　3, 4, 20
マルファン症候群　131
麻疹ウイルス　28
末梢リンパ組織　33
末梢神経　106
慢性アルコール中毒　106
慢性リンパ性白血病　138
慢性胃炎　147
慢性炎症　22
慢性肝炎　150
慢性骨髄性白血病　9, 138
慢性増殖性炎　24
慢性白血病　138

み
ミオトニー　125
水俣病　4
未分化がん　11, 15
脈なし病　132

む
ムコ蛋白質　98
ムンプスウイルス　28, 146
無髄神経　106
無腐性骨壊死　120

無目的性増殖　8

め
メッケル憩室　148
メドゥサの頭　51, 133
メラニン　84
メラニン沈着　66, 67
メラノーマ　15
メラノサイト　15
メンツェル型　112
免疫　2, 32
免疫グロブリン　32
免疫芽細胞　33
免疫不全症候群　36
免疫複合体　35

も
モンゴロイド様顔貌　109
門脈の閉塞　133
門脈圧亢進症　51
門脈循環　42

や
夜盲症　3

ゆ
有機水銀中毒　4
有髄神経線維　106

よ
溶血　24
溶血性貧血　137
溶連菌　28

ら
ラクナ梗塞　154
ラテントがん　17
ラングハンス巨細胞　143
癩結節　106

り
リウマチ結節　121
リケッチア　3, 20
リポフスチン　98
リポ蛋白　80
リモデリング　61
リンパ行性転移　16
リンパ循環　42, 48

リンパ循環障害　44
リンパ節腫大　138
離断性骨軟骨炎　120
流行性耳下腺炎　146
良性腫瘍　10
良性非上皮性腫瘍　14
梁状膀胱　57

る
類線維素性変性　66, 67

れ
レイノー現象　132
レイノー病　45, 132
レジオネラ症　28
レックリングハウゼン病　9
レビー小体　103, 155
レビー小体性認知症　154
レボドパ　167
レルミット症候群　113

ろ
ロイコトリエン　22

老化　98, 103
老人斑　103, 155
老年認知症　154
労作（性）狭心症　129
狼唇　146

わ
ワーラー変性　107
ワルファリン　163

欧文
α細胞　73
β細胞　73
β遮断薬　164
β受容体作動薬　164
δ細胞　73
AIDS　36
ATL　138
A群β溶血性連鎖球菌　28
Bリンパ球　33
DIC　46, 52
DNAウイルス　28
EBウイルス　9, 28

GVH　38
HAM　139
HTLV-1関連脊髄症　139
Ig　32
MHA　38
MHC　38
NK細胞　33
O157　28
RNAウイルス　28
SIRS　24
SMA　111
TCA回路　72, 79
TNM分類　17
Tリンパ球　33
Tリンパ球性白血病　138
Zahn（ツァーン）の梗塞　47

数字
1型糖尿病　73
2型糖尿病　73

【編著者略歴】

中島雅美
- 1978年 九州リハビリテーション大学校卒業
  福岡大学病院リハビリテーション科
- 1980年 筑後川温泉病院理学診療科
- 1981年 つくし岡本病院理学診療科
- 1992年 西日本リハビリテーション学院 教務課長
- 2000年 放送大学教養学部「発達と教育」卒業
- 2006年 九州中央リハビリテーション学院 理学療法学科長
- 2012年 PTOT学習教育研究所 所長
  九州医療スポーツ専門学校 教育参与
- 2016年 一般社団法人日本医療教育協会 国試塾リハビリアカデミー理事／
  PTOT学習教育研究所 所長

鳥原智美
- 2004年 西日本リハビリテーション学院理学療法学科卒業
  理学療法士免許取得
- 2004年 江南病院リハビリテーション科入職
- 2012年 江南病院リハビリテーション科退職
- 2012年 国試塾リハビリアカデミー（専任教員）

【編集協力】

中嶋淳滋
- 1993年 熊本大学医学部卒業
- 1998年 熊本西日本病院内科
  西日本リハビリテーション学院非常勤講師
- 2000年 熊本大学第3内科
- 2001年 南大牟田病院内科（兼任）
- 2010年 ナカシマセブンクリニック開業

理学療法士・作業療法士
PT・OT基礎から学ぶ病理学ノート
第2版（解答集付）　ISBN978-4-263-26558-1

2004年2月10日　第1版第1刷発行
2014年4月10日　第1版第7刷発行
2018年3月25日　第2版第1刷発行

編著者　中島雅美
　　　　鳥原智美
発行者　白石泰夫
発行所　医歯薬出版株式会社
〒113-8612　東京都文京区本駒込1-7-10
TEL.(03)5395-7628（編集）・7616（販売）
FAX.(03)5395-7609（編集）・8563（販売）
https://www.ishiyaku.co.jp/
郵便振替番号 00190-5-13816

乱丁，落丁の際はお取り替えいたします．　　印刷・真興社／製本・愛千製本所
Ⓒ Ishiyaku Publishers, Inc., 2004, 2018．Printed in Japan

本書の複製権・翻訳権・翻案権・上映権・譲渡権・貸与権・公衆送信権（送信可能化権を含む）・口述権は，医歯薬出版（株）が保有します．

本書を無断で複製する行為（コピー，スキャン，デジタルデータ化など）は，「私的使用のための複製」などの著作権法上の限られた例外を除き禁じられています．また私的使用に該当する場合であっても，請負業者等の第三者に依頼し上記の行為を行うことは違法となります．

[JCOPY] ＜（社）出版者著作権管理機構 委託出版物＞

本書をコピーやスキャン等により複製される場合は，そのつど事前に（社）出版者著作権管理機構（電話03-3513-6969，FAX 03-3513-6979，e-mail:info@jcopy.or.jp）の許諾を得てください．

PT/OT国家試験受験対策 ポケットシリーズ〈全4冊〉

- **好評** シリーズ『PT/OT国家試験必修ポイント』を携帯活用して速習！
- 10年分の国試問題を徹底理解．
- いつでもどこでも学べる便利なポケットサイズ．

ポケットマスター PT/OT国試 必修ポイント

基礎医学 2018

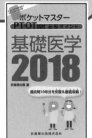

- ◆医歯薬出版 編
- ◆新書判 2色刷 216頁 定価(本体1,900円+税)
- ◆ISBN978-4-263-26512-3

臨床医学 2018

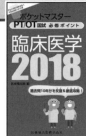

- ◆医歯薬出版 編
- ◆新書判 2色刷 280頁 定価(本体1,900円+税)
- ◆ISBN978-4-263-26513-0

PT実地問題 2018

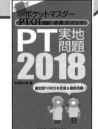

- ◆医歯薬出版 編
- ◆新書判 2色刷 368頁 定価(本体1,900円+税)
- ◆ISBN978-4-263-26514-7

OT実地問題 2018

- ◆医歯薬出版 編
- ◆新書判 2色刷 312頁 定価(本体1,900円+税)
- ◆ISBN978-4-263-26515-4

医歯薬出版株式会社 〒113-8612 東京都文京区本駒込1-7-10 TEL03-5395-7610 FAX03-5395-7611 https://www.ishiyaku.co.jp/

PT OT 基礎から学ぶ 病理学ノート 第2版 解答集

理学療法士
作業療法士

中島 雅美　鳥原 智美　編著
中嶋 淳滋　編集協力

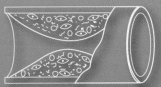
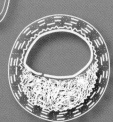
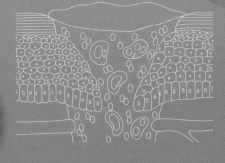
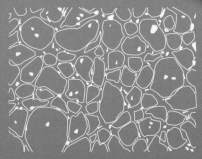
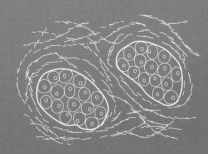

医歯薬出版株式会社

第1章 病因論

1 病因

演習問題（本文5ページ）

1. 答…3（① × ② × ③ ○ ④ × ⑤ ×）
   解説…3.（死因1位）悪性新生物，（死因2位）心疾患，（死因3位）肺炎．

〈人口10万人あたり死因別の死亡率（平成24年）厚生労働省〉

	全体		男		女	
1位	悪性新生物	28.7%	悪性新生物	32.8%	悪性新生物	24.3%
2位	心疾患	15.8%	心疾患	14.2%	心疾患	17.6%
3位	肺炎	9.9%	肺炎	10.1%	脳血管疾患	10.5%
4位	脳血管疾患	9.7%	脳血管疾患	8.9%	肺炎	9.6%
5位	老衰	4.8%	不慮の事故	3.6%	老衰	7.7%
6位	不慮の事故	3.3%	自殺	2.8%	不慮の事故	2.9%
7位	自殺	2.1%	老衰	2.2%	腎不全	2.2%
8位	腎不全	2.0%	慢性閉塞性肺疾患	2.0%	自殺	1.3%
9位	慢性閉塞性肺疾患	1.3%	腎不全	1.8%	大動脈瘤及び解離	1.3%
10位	肝疾患	1.3%	肝疾患	1.6%	糖尿病	1.1%

2. 答…5（① ○ ② ○ ③ ○ ④ ○ ⑤ ×）
   解説…1. ビタミンA欠乏症＝夜盲症．
   2. ビタミンB_1欠乏症＝脚気，多発性神経炎．
   3. ニコチン酸欠乏症＝ペラグラ．
   4. ビタミンD欠乏症＝骨軟化症，くる病．
   5. ビタミンK欠乏症＝血液凝固障害．

3. 答…5（① ○ ② ○ ③ ○ ④ ○ ⑤ ×）
   解説…1. ビタミンA欠乏症＝夜盲症．
   2. ビタミンB_1欠乏症＝末梢神経障害（多発性神経炎），脚気．
   3. ビタミンC欠乏症＝壊血病．
   4. ビタミンD欠乏症＝くる病，骨軟化症．
   5. ビタミンK欠乏症＝血液凝固障害（テタニー＝カルシウムやマグネシウムの減少）．

4. 答…2（① ○ ② × ③ ○ ④ ○ ⑤ ○）
   解説…1. 頭蓋底陥入症＝大後頭孔から上部頸椎にかけての奇形．第2頸椎が頭蓋腔内に陥入するため脳幹を圧迫して四肢麻痺や小脳失調，頭蓋内圧亢進を起こす．
   2. 周期性四肢麻痺＝甲状腺機能亢進症（内分泌疾患）に伴う低カリウム血症性疾患．
   3. 糖尿病＝糖代謝障害．
   4. クローン病＝大腸および小腸の粘膜に慢性の炎症または潰瘍を引き起こす原因不明の疾患（炎症性腸疾患）．
   5. 白血病＝病的な血液細胞（白血病細胞＝悪性新生物）が骨髄で自律的に無秩序に増加し，その結果，正常な造血が困難になったり，白血病細胞が種々の臓器に浸潤して障害を起こす．

第2章 腫瘍

1 腫瘍の総論

演習問題（本文12ページ）

1. 答…3（① × ② × ③ ○ ④ × ⑤ ×）
   解説…1. 悪性腫瘍＝出血壊死が多い．
   2. 悪性腫瘍＝細胞分化度が低い．
   3. 悪性腫瘍＝クロマチンが増加．
   4. 悪性腫瘍＝浸潤性発育．
   5. 悪性腫瘍＝細胞質に対して核の占める割合が大きい．

2. 答…4（① × ② × ③ × ④ ○ ⑤ ×）
   解説…1. 扁平上皮癌＝粘液は産生しない（粘液産生＝腺癌）．
   2. 扁平上皮癌＝重層扁平上皮に由来（神経組織に由来＝神経鞘腫瘍）．
   3. 扁平上皮癌＝外胚葉性である（複数の胚葉成分を含む＝非上皮性の中胚葉性．中胚葉性は外胚葉性や内胚葉性のものと混じり合う可能性がある）．
   4. 扁平上皮癌＝細胞は相互に結合する．
   5. 扁平上皮癌＝細胞間に間質成分はない．

〈扁平上皮癌〉
・上皮性の悪性腫瘍（上皮性は内胚葉性または外胚葉性である）．
・皮膚の扁平上皮癌＝有棘細胞癌という．
・発生母地＝重層扁平上皮または扁平上皮化生した上皮の基底細胞．
・基底細胞が悪性化→異型性・多形成→上皮下結合組織中で増殖する．
・組織学的分類．
①高分化型扁平上皮癌：角質形成が多い．
②低分化型扁平上皮癌：角質形成がない．

3. 答…2（① × ② ○ ③ × ④ × ⑤ ×）
   解説…1. 悪性腫瘍＝異型性が高い．
   2. 悪性腫瘍＝播種がみられる．
   3. 悪性腫瘍＝細胞分化度が低い．
   4. 悪性腫瘍＝浸潤性の発育．

5. 悪性腫瘍＝周囲との境界不明瞭．
4. 答 …3，5（❶× ❷〇 ❸〇 ❹× ❺〇）
解説…1. 悪性腫瘍＝出血壊死が多い．
　　　2. 悪性腫瘍＝増殖速度が速い．
　　　3. 悪性腫瘍＝細胞分化度が低い．
　　　4. 悪性腫瘍＝細胞核分裂が多い．
　　　5. 悪性腫瘍＝周囲との境界不明瞭．
5. 答 …5（❶〇 ❷〇 ❸〇 ❹〇 ❺×）
解説…1. 悪性腫瘍＝転移が多い．
　　　2. 悪性腫瘍＝再発率が高い．
　　　3. 悪性腫瘍＝異型性が強い．
　　　4. 悪性腫瘍＝浸潤性の発育．
　　　5. 悪性腫瘍＝細胞分化度が低い．

2 腫瘍の各論

演習問題（本文18ページ）

1. 答 …3（❶× ❷× ❸〇 ❹× ❺×）
解説…1. 海綿状血管腫＝静脈奇形（ほとんど無害）．
　　　2. 下垂体腺腫＝良性腫瘍．
　　　3. 神経膠芽腫＝最も悪性度が高く（悪性度：グレード4）予後不良．
　　　4. 神経鞘腫＝良性腫瘍．
　　　5. 髄膜腫＝良性腫瘍．
2. 答 …4（❶× ❷× ❸× ❹〇 ❺×）
解説…1. 髄膜腫＝硬膜に発生する．
　　　2. 下垂体腺腫＝下垂体に発生する．
　　　3. 視神経膠腫＝眼窩内の視神経〜視交叉〜視放線〜後頭葉のどこでも発生する．
　　　4. 聴神経腫瘍＝小脳橋角部腫瘍の代表．
　　　5. 頭蓋咽頭腫＝下垂体の柄から発生する．

〈小脳橋角部腫瘍〉
小脳橋角部＝脳幹と小脳と内耳道に囲まれた部分のことで，脳幹から出る脳神経線維が頭蓋の外に出てゆく通路．
小脳橋角部腫瘍＝高い確率で脳神経と接触し脳神経症状を発症する．
小脳橋角部腫瘍の症状：難聴，耳鳴り，顔面のしびれ感，違和感，嚥下困難，声がれ，顔面麻痺，二重視．

3. 答 …5（❶〇 ❷〇 ❸〇 ❹〇 ❺×）
解説…1. 貧血＝多発性骨髄腫の特徴．
　　　2. 腎障害＝多発性骨髄腫の特徴．
　　　3. 易感染性＝多発性骨髄腫の特徴．
　　　4. 病的骨折＝多発性骨髄腫の特徴．
　　　5. 高カルシウム血症＝多発性骨髄腫の特徴（低カルシウム血症ではない）．

〈多発性骨髄腫〉
血液細胞のうちの「形質細胞」のがん．
形質細胞＝白血球（B細胞）から分かれてできる細胞．
　　形質細胞→がん化→骨髄腫細胞→多発性骨髄腫．
　　骨髄腫細胞は骨髄中で増殖し役に立たない抗体（Mタンパク）をつくり血中に放出する．
症状＝①造血抑制：貧血，白血球減少，血小板減少，息切れ，動悸，発熱，感染症，出血など．
　　　②Mタンパク：正常免疫グロブリン低下，腎障害，アミロイドーシス，感染症，肺炎，尿路感染症，浮腫，頭痛，眼症状，神経障害など．
　　　③骨破壊：高カルシウム血症，病的骨折，圧迫骨折，口渇，意識障害，頭痛，肋骨痛，下肢麻痺など．

4. 答 …1（❶〇 ❷× ❸× ❹× ❺×）
解説…1. 膠芽腫＝最も悪性度が高く（悪性度：グレード4）予後不良．
　　　2. 上衣腫＝悪性腫瘍（悪性度：グレード1）であるが手術により摘出可能．
　　　3. 下垂体腺腫＝良性腫瘍．
　　　4. 星状細胞腫＝悪性腫瘍であるが膠芽腫より悪性度が低い（悪性度：グレード2〜3）．
　　　5. 乏突起膠腫＝悪性腫瘍であるが膠芽腫や星状細胞腫より悪性度が低い（悪性度：グレード2〜3）．
5. 答 …4（❶× ❷× ❸× ❹〇 ❺×）
解説…1. 髄膜腫＝良性腫瘍．
　　　2. 血管芽腫＝良性腫瘍．
　　　3. 神経鞘腫＝良性腫瘍．
　　　4. 神経膠腫＝最も悪性度が高い．
　　　5. 下垂体腺腫＝良性腫瘍．
6. 答 …1（❶〇 ❷× ❸× ❹× ❺×）
解説…1. 神経膠芽腫＝最も悪性度が高く浸潤性に発育する．
　　　2. 髄膜腫＝良性腫瘍で圧排性に発育する．
　　　3. 聴神経鞘腫＝良性腫瘍で圧排性に発育する．
　　　4. 下垂体腺腫＝良性腫瘍で圧排性に発育する．
　　　5. 脂肪腫＝良性腫瘍で圧排性に発育する．

第3章　炎症と感染症

1 炎症

演習問題（本文25ページ）

1. 答 …5（❶× ❷× ❸× ❹× ❺〇）
解説…1. 血管内皮細胞の損傷＝急性炎症．
　　　2. 血漿蛋白の滲出＝急性炎症．
　　　3. 好中球の集積＝急性炎症．

第3章　炎症と感染症（本文・25〜29ページ）

　　　4. サイトカインの分泌＝急性炎症.
　　　5. 組織の線維化＝慢性炎症.
2. 答…4（❶× ❷× ❸× ❹○ ❺×）
　解説…1. 乾酪化＝慢性炎症.
　　　2. 線維化＝慢性炎症.
　　　3. 血管新生＝急性炎症の回復期.
　　　4. 好中球遊走＝急性炎症の初期.
　　　5. 肉芽組織形成＝慢性炎症.
3. 答…5（❶○ ❷○ ❸○ ❹○ ❺×）
　解説…1. 発赤＝急性炎症の初期症状.
　　　2. 腫脹＝急性炎症の初期症状.
　　　3. 疼痛＝急性炎症の初期症状.
　　　4. 熱感＝急性炎症の初期症状.
　　　5. 拘縮＝廃用性不動時の関節の症状.
4. 答…2, 5（❶× ❷○ ❸× ❹× ❺○）
　解説…1. 肉芽腫＝慢性炎症反応.
　　　2. 好中球＝急性炎症反応.
　　　3. 網状赤血球＝赤芽球から核が脱核した直後の若い赤血球で骨髄内に存在する（血管内へは移動していない）.
　　　4. ヘモグロビン＝赤血球内に存在する蛋白質.
　　　5. プロスタグランジン＝急性炎症反応.
5. 答…1（❶○ ❷× ❸× ❹× ❺×）
　解説…1. ヒスタミン＝血管透過性の亢進.
　　　2. セロトニン＝血液凝固作用, 血管収縮作用, 疼痛閾値の調節.
　　　3. ブラジキニン＝発痛作用, 血管透過性亢進, 細動脈拡張作用, 血圧降下作用.
　　　4. ロイコトリエン＝血管拡張作用, 血管透過性亢進, 好中球走化性作用, 気管支収縮作用.
　　　5. プロスタグランジン＝発痛作用, 発熱作用, 血小板凝集作用.

〈化学伝達物質（ケミカル・メディエーター）〉
・アミン系化学伝達物質（好塩基球, 肥満細胞の顆粒中に存在）.
　①ヒスタミン：血管透過性の亢進, 血管収縮作用.
　②セロトニン：強い血管収縮作用, 血管透過性の亢進.
・ポリペプチド化学伝達物質（血漿成分に由来する）
　①ブラジキニン：血圧降下作用, 発痛作用.
・アラキドン酸代謝物
　①ロイコトリエン：微小血管における血管透過性を向上, 気道や内臓組織への粘液分泌を促進. 炎症部位に白血球招集作用.
　②プロスタグランジン：血小板凝集作用, 血流増加.

6. 答…4, 5（❶× ❷× ❸× ❹○ ❺○）
　解説…1. 血漿蛋白の浸出＝急性炎症.
　　　2. 血管内皮細胞の損傷＝急性炎症.
　　　3. 好中球の集積＝急性炎症.
　　　4. 組織の線維化＝慢性炎症.
　　　5. 血管の増殖＝慢性炎症.
7. 答…5（❶○ ❷○ ❸○ ❹○ ❺×）
　解説…1. 組織の壊死＝急性炎症.
　　　2. 毛細血管透過性の亢進＝急性炎症.
　　　3. 好中球の集合＝急性炎症.
　　　4. マクロファージの出現＝急性炎症.
　　　5. 肉芽の形成＝慢性炎症.

2　感染症

演習問題（本文29ページ）
1. 答…2（❶○ ❷× ❸× ❹○ ❺×）
　解説…1. 結核＝空気感染.
　　　2. MRSA＝接触感染.
　　　3. 破傷風＝接触感染.
　　　4. A型肝炎＝経口感染.
　　　5. 帯状疱疹＝接触感染.
2. 答…4（❶○ ❷○ ❸○ ❹× ❺○）
　解説…1. HIV感染＝ニューモシスチス・カリニ肺炎の発症率上昇（日和見感染）.
　　　2. AIDS（後天性免疫不全症候群）＝HIV感染によって生じる.
　　　3. AIDS発症の抑制＝有効な治療薬あり（抗HIV薬による多剤併用療法, 抗レトロウイルス薬治療（ART）など）.
　　　4. HIV＝性的感染, 血液感染, 母子感染（喀痰から感染する危険はほぼない）.
　　　5. HIV＝Tリンパ球を死滅.
3. 答…1, 4, 5（❶○ ❷× ❸× ❹○ ❺○）
　解説…1. 梅毒＝梅毒トレポネーマ（スピロヘータ（らせん状形グラム陰性の真正細菌）の一種）.
　　　2. 痘瘡（天然痘, 疱瘡）＝天然痘ウイルス.
　　　3. 風疹＝風疹ウイルス.
　　　4. 猩紅熱＝A群β溶血性連鎖球菌.
　　　5. トラコーマ＝クラミジア・トラコマチス（クラミジア＝グラム陰性偏性細胞内寄生性の真正細菌）.
4. 答…1（❶○ ❷× ❸× ❹× ❺×）
　解説…1. 猩紅熱＝A群β溶血性連鎖球菌（溶連菌）.
　　　2. ガス壊疽＝ガス産性菌（ウェルシュ菌, ノービイ菌, スポロゲネス菌, セプチクム菌など）.
　　　3. 帯状疱疹＝水痘・帯状疱疹ウイルス.
　　　4. 手足口病＝コクサッキーウイルス.
　　　5. 急性灰白髄炎＝ポリオウイルス.
5. 答…2（❶× ❷○ ❸× ❹× ❺×）
　解説…1. MRSA（メチシリン耐性黄色ブドウ球菌）＝接触感染.
　　　2. インフルエンザウイルス＝飛沫感染.
　　　3. Clostridium difficile＝接触感染.

4. B型肝炎ウイルス＝血液感染，母子感染．
5. 緑膿菌＝接触感染．
6. 答 …4(❶× ❷× ❸× ❹○ ❺×)
解説…1. 高熱＝ウイルス感染症・細菌感染症の両方の特徴．
2. 発疹＝ウイルス感染症・細菌感染症の両方の特徴．
3. 蛋白尿＝ウイルス感染症・細菌感染症の両方の特徴(発熱による一時的な機能的蛋白尿)．
4. 好中球増多＝細菌感染症の特徴(ウイルス感染では好中球は増加しない．またはやや低下する)．
5. 無痛性リンパ節腫脹＝ウイルス感染症・細菌感染症の両方の特徴．
7. 答 …2(❶○ ❷× ❸○ ❹○ ❺○)
解説…1. AIDS(後天性免疫不全症候群)＝HIV(ヒト免疫不全ウイルス)感染．
2. HIV＝性的感染，血液感染，母子感染(喀痰から感染する危険はほぼない)．
3. HIV＝Tリンパ球を死滅させる．
4. HIV感染による死因＝日和見感染症(ニューモシスチス肺炎やカポジ肉腫，悪性リンパ腫，皮膚がんなどの悪性腫瘍，サイトメガロウイルスによる身体の異常など)．
5. AIDS発症の抑制に有効な治療薬＝抗HIV薬による多剤併用療法，抗レトロウイルス薬治療(ART)など．

第4章　免　疫

1 免　疫

演習問題（本文34ページ）

1. 答 …2(❶○ ❷○ ❸× ❹× ❺×)
解説…1. B細胞＝液性免疫(B細胞が形質細胞に分化してIgを産生する)．
2. T細胞＝サイトカインを生産(T細胞のサイトカイン：Th1＝インターフェロンγ，Th2＝インターロイキン4)．
3. マクロファージ＝単球から分化．
4. 形質細胞＝免疫応答細胞(Bリンパ球が分化したもので免疫グロブリンを合成分泌)で，抗体が結合した物質を貪食する．
5. ナチュラルキラー細胞＝免疫応答細胞で，細胞傷害性細胞である(免疫グロブリンを産生＝Bリンパ球)．
2. 答 …3(❶○ ❷○ ❸× ❹○ ❺○)
解説…1. 抗体＝免疫グロブリン(抗体は血液中・体液中に存在し，抗原(菌，ウイルス，微生物に感染した細胞)を認識して結合して複合体となる．その複合体を白血球やマクロファージなどの食細胞が認識・貪食して体内から除去したり，リンパ球などの免疫細胞が結合して免疫反応を引き起こす)．
2. 複数のクラスに分類＝IgG，IgM，IgA，IgD，IgE．
3. 免疫グロブリン＝Bリンパ球が産生する．
4. 胎盤通過性＝IgGに通過性がある．
5. アレルギー反応に関与＝①Ⅰ型アレルギー＝IgE，②Ⅱ型アレルギー＝IgG，IgM，③Ⅲ型アレルギー＝IgG，④Ⅳ型アレルギー＝Igは関与しない．
3. 答 …3(❶× ❷× ❸○ ❹× ❺×)
解説…1. ヘルパーTリンパ球＝サイトカイン産生，免疫反応促進．
2. キラーTリンパ球＝細胞傷害性T細胞．
3. マクロファージ＝貪食機能を持つ(貪食作用)．
4. Bリンパ球＝抗体産生細胞(ヒスタミン産生＝肥満細胞)．
5. 好中球＝貪食作用．

2 免疫反応とその障害

演習問題（本文37ページ）

1. 答 …2(❶× ❷○ ❸× ❹× ❺×)
解説…1. 自己免疫性溶血性貧血＝Ⅱ型アレルギー(IgG)．
2. アナフィラキシー＝Ⅰ型アレルギー(IgE)．
3. ツベルクリン反応＝Ⅳ型アレルギー(感作T細胞)．
4. ループス腎炎＝Ⅲ型アレルギー(免疫複合体)．
5. 重症筋無力症＝Ⅱ型アレルギー(IgG)．
2. 答 …2(❶○ ❷× ❸○ ❹○ ❺○)
解説…1. 気管支喘息＝Ⅰ型アレルギー(IgE)．
2. ツベルクリン反応＝Ⅳ型アレルギー(抗原と反応した感作T細胞からマクロファージを活性化する因子が遊離し周囲の組織傷害を起こす→Ⅳ-a型：Th1細胞とマクロファージによる反応(ツベルクリン反応・接触性皮膚炎など))．
3. アトピー性皮膚炎＝Ⅰ型アレルギー(IgE)．
4. アレルギー性鼻炎＝Ⅰ型アレルギー(IgE)．
5. アナフィラキシーショック＝Ⅰ型アレルギー(IgE)．
3. 答 …4，5(❶× ❷× ❸× ❹○ ❺○)
解説…1. 遅延型アレルギー＝抗体や補体は関与しない(局所に集積したマクロファージや白血球から蛋白分解酵素，凝固活性化因子，毛細血管透過性亢進因子などが分泌され組織炎症反応を生ずる)．

2. 遅延型アレルギー＝抗原提示から組織反応の成立までに24〜48時間が必要．
3. 遅延型アレルギー＝主にTリンパ球が関与する（抗原感作T細胞が記憶細胞となって全身のリンパ系臓器に分布しており，この感作T細胞が組織で同一抗原を提示した抗原提示細胞に出会うと活性化される）．
4. 遅延型アレルギー＝リンホカイン（リンパ球から分泌されたサイトカイン）を産生した局所にマクロファージや白血球などの細胞集積が起こる．
5. ツベルクリン皮内反応＝代表的な遅延型アレルギー．

③ 移　植

演習問題（本文39ページ）

1. 答…2（❶× ❷◯ ❸× ❹× ❺×）
   解説…1. 血小板濃厚液＝分離した血小板を血漿に浮遊したもの，または，血液成分採血で採取した血小板を血漿に浮遊したもので放射線照射後のものを用いれば移植片対宿主病（GVHD）は起こりにくい．
   2. 新鮮血＝移植片である新鮮血のT細胞の活動性が高いのでGVHDを起こしやすい．
   3. 新鮮冷凍血漿＝血液成分採血で採取した新鮮な血漿を凍結したもので，白血球層の大部分を除去しているのでGVHDは起こりにくい．
   4. 赤血球濃厚液＝血漿および白血球層の大部分を除去しているのでGVHDは起こりにくい．
   5. 保存液＝移植片T細胞がないのでGVHDは起こらない．

〈移植片対宿主病（GVHD）〉
・同種移植を受けた場合に起こる合併症．
・移植片に含まれる移植リンパ球が，宿主の身体を「外的」とみなして攻撃する免疫反応．
〈GVHD＝同種免疫反応のメカニズム〉
①宿主に対して強力な「移植前治療（全身放射線照射や大量化学療法）」の実施．
②宿主の腸管粘膜に傷害が引き起こされる．
③腸管内に存在する細菌由来のリポ多糖類（LPS）などが宿主の体内に入り込む．
④宿主の移植前治療によって他の組織から種々の物質（炎症性サイトカイン）が放出される．
⑤炎症性サイトカインが，移植片T細胞や自分自身由来の抗原提示細胞（樹状細胞）を強く刺激する．
⑥宿主のアロ抗原（移植片が持っていない抗原（マイナー抗原））を提示する樹状細胞と移植片由来のT細胞が情報交換しT細胞が活性化する．
⑦活性化したヘルパーT細胞からサイトカイン（IL2, IFNγ）が放出される．z
⑧細胞傷害性T細胞やマクロファージが「キラーT」に変じて，皮膚，消化管，肝臓の3臓器を傷害する．

2. 答…2（❶× ❷◯ ❸× ❹× ❺×）
   解説…1. 自家移植＝（自己の組織なので）移植後の拒絶反応は生じない．
   2. 移植アレルギー＝Ⅳ型アレルギーなので感作T細胞が活性化する．
   3. 移植アレルギー＝Ⅳ型アレルギー反応．
   4. 移植アレルギー＝感作T細胞がマクロファージを活性化させて組織を障害する．
   5. 宿主と移植片のHLA（白血球抗原（白血球の型））が一致＝移植アレルギーは起こらない．

第5章　循環障害

1 血液循環とリンパ循環

演習問題（本文43ページ）

1. 答…1（❶◯ ❷× ❸× ❹× ❺×）
   解説…1. 奇静脈＝上大静脈と下大静脈とを結ぶ静脈．
   2. 腎静脈＝腎臓と下大静脈を結ぶ静脈．
   3. 脾静脈＝脾臓と肝臓を結ぶ静脈．
   4. 鎖骨下静脈＝上腕と上大静脈を結ぶ静脈．
   5. 上腸管膜静脈＝小腸・結腸前部と肝臓を結ぶ静脈．

2. 答…3（❶× ❷× ❸◯ ❹× ❺×）
   解説…1. 腸リンパ本幹＝乳び槽〜胸管に注ぐ．
   2. 乳び槽＝横隔膜以下の下半身（両下肢，腹部内臓器）からのリンパを集める．
   3. 胸管＝左鎖骨下静脈に注ぐ．
   4. 右上肢のリンパ＝右リンパ本幹に注ぐ．
   5. 右下肢のリンパ＝乳び槽〜胸管に注ぐ．

3. 答…1（❶◯ ❷× ❸× ❹× ❺×）
   解説…1. 門脈＝消化管，膵臓および脾臓からの血液を肝臓内に導く．
   2. 肝静脈＝肝臓からの血液を下大静脈に導く．
   3. 下大静脈＝横隔膜から下の下半身（両下肢・腹部内臓器）からの血液を右心房に導く．
   4. 固有肝動脈＝腹大動脈からの血液を肝臓に導く．
   5. 上腸間膜動脈＝腹大動脈からの血液を小腸〜結腸前部に導く．

4. 答…2（❶◯ ❷× ❸◯ ❹◯ ❺◯）
   解説…1. 腎動脈＝腹大動脈から直接分岐．

2. 臍動脈＝内腸骨動脈から分岐．
3. 精巣動脈＝腹大動脈から直接分岐．
4. 下腸管膜動脈＝腹大動脈から直接分岐．
5. 下横隔動脈＝腹大動脈から直接分岐．

2 局所循環障害

演習問題（本文49ページ）

1. 答 …2（❶× ❷○ ❸× ❹× ❺×）
解説…1. 肝障害＝浮腫を生じる．
2. 組織液が過剰になった状態＝浮腫．
3. 組織液の90％＝毛細血管に流入．
組織液の約10％＝リンパ管に流入．
4. リンパ管内のリンパ＝主幹静脈に流入．
5. 組織液中の高分子の蛋白＝リンパ管に多く流入．

2. 答 …3（❶× ❷× ❸○ ❹× ❺×）
解説…1. 浮腫＝血管透過性の上昇（動脈から静脈への水分の流出量が増える）．
2. 浮腫＝リンパ管の収縮（動脈から漏れ出た蛋白質は静脈に戻らずリンパ管側へ流入するが，リンパ管が収縮すると漏れ出た蛋白質が組織にとどまるため組織液もとどまる）．
3. 浮腫＝組織液側のNa^+と水分の貯留（組織側に組織液がとどまる）．
4. 浮腫＝血漿蛋白量の減少（血漿膠質浸透圧の低下＝組織液を静脈側へ引けなくなる）．
5. 浮腫＝毛細血管内圧の上昇（組織液を静脈側へ引けなくなる）．

3. 答 …1（❶× ❷○ ❸○ ❹○ ❺○）
解説…1. 充血＝局所の動脈血の充満．
2. 浮腫＝細胞外液の増加．
3. 萎縮＝細胞数・細胞体積の減少．
4. 壊死＝局所組織の崩壊．
5. 化生＝他の組織・細胞への転換．

4. 答 …3（❶○ ❷○ ❸× ❹○ ❺○）
解説…1. 動脈硬化症＝血栓形成の原因．
2. 静脈瘤＝血栓形成の原因．
3. ビタミンC欠乏＝壊血病（出血傾向）．
4. 赤血球増加症＝血栓形成の原因．
5. 心臓弁膜症＝血栓形成の原因．

5. 答 …4，5（❶○ ❷○ ❸○ ❹× ❺×）
解説…1. 血管透過性の亢進＝浮腫の原因（動脈から静脈への水分の流出量が増える）．
2. リンパ管の閉塞＝浮腫の原因（動脈から漏れ出た蛋白質は静脈に戻らずリンパ管側へ流入するが，リンパ管が閉塞すると漏れ出た蛋白質が組織にとどまるため組織液もとどまる）．
3. Naと水分との貯留＝浮腫の原因．
4. 浮腫の原因＝血漿蛋白量の減少（血漿膠質浸透圧の低下＝組織液を静脈側へ引けなくなる）．
5. 浮腫の原因＝毛細血管圧の上昇（組織液を静脈側へ引けなくなる）．

6. 答 …4（❶○ ❷○ ❸○ ❹× ❺○）
解説…1. 肝硬変＝浮腫を生じる．
2. ネフローゼ症候群＝浮腫を生じる．
3. 血栓性静脈炎＝浮腫を生じる．
4. アジソン病＝後天性の原発性慢性副腎皮質機能低下症（易疲労感，全身倦怠感，脱力感，筋力低下，体重減少，低血圧，食欲不振，悪心，嘔吐，下痢，精神症状（無気力，不安，うつ）など）．
5. 心不全＝浮腫を生じる．

3 全身循環障害

演習問題（本文53ページ）

1. 答 …3（❶○ ❷○ ❸× ❹○ ❺○）
解説…1. 動脈圧の低下＝ショックの初期症状．
2. 心拍数の増加＝ショックの初期症状．
3. ショックの初期症状＝呼吸数の増加．
4. 冷汗の出現＝ショックの初期症状．
5. 尿量の減少＝ショックの初期症状．

2. 答 …5（❶○ ❷○ ❸○ ❹○ ❺×）
解説…1. 慢性糸球体腎炎＝高血圧（慢性の糸球体濾過機能低下があるため，無理矢理濾過しようとして高血圧になる）．
2. 原発性アルドステロン症＝高血圧（アルドステロンによる尿細管でのNa^+の再吸収により水も再吸収されて高血圧になる）．
3. 褐色細胞腫＝高血圧（褐色細胞腫は副腎髄質や傍神経節に発生するカテコールアミン産生腫瘍であるため，高血圧，高血糖，代謝亢進を起こす）．
4. 妊娠中毒症＝高血圧（妊娠20週〜分娩後12週までに起こる妊娠高血圧症候群）．
5. 頸動脈洞症候群＝低血圧．

第6章　進行性病変

1 再生・化生・肥大・過形成

演習問題（本文58ページ）

1. 答 …3（❶○ ❷○ ❸× ❹○ ❺○）
解説…1. 萎縮＝正常な組織の縮小．
2. アポトーシス＝プログラムされた細胞死．
3. 肥大＝組織の要積の増大（細胞数は増加しない）．
4. 過形成＝組織の容量の増大．
5. 化生＝母組織が異なった組織に変化した状態．

2. 答…3（❶○ ❷○ ❸× ❹○ ❺○）
解説…1. 萎縮＝正常な組織の縮小.
2. 過形成＝組織の容量の増大.
3. 肥大＝組織の要積の増大（細胞数は増加しない）.
4. 再生＝残存した同一組織の増殖.
5. 化生＝母組織が異なった組織に変化した状態.

2 創傷治癒と骨折治癒

演習問題（本文63ページ）
1. 答…4（❶× ❷× ❸× ❹○ ❺×）
解説…1. 角化細胞（ケラチノサイト）＝表皮の新陳代謝（基底層〜角質層まで押し上がって垢となってはがれ落ちる）.
2. メラノサイト＝色素（メラニン）の生成.
3. 血管内皮細胞＝血栓形成予防，血圧調整，血管新生作用.
4. 線維芽細胞＝結合組織構成細胞．コラーゲン・エラスチン・ヒアルロン酸といった真皮の成分を作り出す＝創傷治癒作用，瘢痕形成作用.
5. 脂肪細胞＝白色脂肪細胞（蓄積保存エネルギー作用）と褐色脂肪細胞（体温温存作用）.

〈創傷治癒の過程：線維芽細胞の増殖と瘢痕形成〉

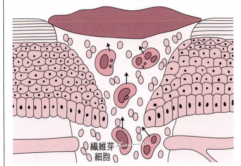
繊維芽細胞

2. 答…3（❶○ ❷○ ❸× ❹○ ❺○）
解説…1. 骨折の治癒機転では，炎症反応が起こる.
2. 骨折の治癒機転では，血腫を形成する.
3. 骨折の治癒機転では，骨芽細胞が増殖する.
4. 骨折の治癒機転では，仮骨が形成される.
5. 骨折の治癒機転では，骨改変を生じる.
3. 答…2（❶○ ❷× ❸○ ❹○ ❺○）
解説…1. 骨折＝骨の離断間に血腫が形成される.
2. 血腫内＝血液中の線維素から線維ができ，そこに骨芽細胞が働いて線維性仮骨ができる．その後増殖した骨芽細胞が硝子様の物質を分泌して軟骨性仮骨を形成する.
3. 血腫内の骨破片＝破骨細胞が吸収する.
4. 骨芽細胞の働き＝カルシウムが沈着し仮骨となる.
5. 仮骨＝破骨と造骨によって真の骨組織となる.

第7章 退行性病変

1 変性・萎縮・壊死

演習問題（本文70ページ）
1. 答…5（❶○ ❷○ ❸○ ❹○ ❺×）
解説…1. 長期臥床による筋萎縮＝廃用性の萎縮.
2. 水頭症による大脳萎縮＝持続的圧迫性の萎縮.
3. 総腸骨動脈狭窄による筋萎縮＝血流の減少による萎縮.
4. 末梢神経損傷による筋萎縮＝神経支配の消失による萎縮.
5. 下垂体腫瘍による視神経萎縮＝持続的圧迫性の萎縮.
2. 答…3（❶○ ❷○ ❸× ❹○ ❺○）
解説…1. 浮腫＝細胞外液の増加.
2. 萎縮＝細胞数の減少による容積の減少.
3. 充血＝局所の動脈血の充満.
4. 壊死＝局所組織の崩壊.
5. 化生＝他の組織細胞への転換.

第8章 代謝異常

1 糖質代謝異常

演習問題（本文74ページ）
1. 答…3（❶○ ❷○ ❸× ❹○ ❺○）
解説…1. 糖尿病＝グリコーゲン（糖（グルコース））の代謝障害.
2. 痛風＝尿酸の代謝障害.
3. アミロイドーシス＝異常蛋白質（アミロイド）の代謝障害.
4. Wilson病＝銅の代謝障害.
5. ポルフィリン病＝ヘムの代謝障害.

2 蛋白質代謝異常

演習問題（本文78ページ）
1. 答…5（❶× ❷× ❸× ❹× ❺○）
解説…1. Addison病＝副腎皮質機能低下.
2. Wilson病＝銅代謝障害.
3. Porphyria（ポルフィリン症）＝ウロポルフィリノーゲン合成酵素の活性低下.
4. Crohn病＝全消化管の炎症性潰瘍.
5. フェニルケトン尿症＝アミノ酸代謝異常.
2. 答…解なし（❶○ ❷○ ❸○ ❹○ ❺○）
解説…1. Wilson病＝銅代謝障害.
2. 先端巨大症（末端肥大症）＝成長ホルモン過剰.

3. フェニルケトン尿症＝アミノ酸代謝障害.
4. 痛風＝核酸代謝障害.
5. ペラグラ＝ニコチン酸の欠乏.

3. 答 …5（❶○ ❷○ ❸○ ❹○ ❺×）
解説 …1. ヘモグロビン＝鉄代謝.
2. 痛風結節＝尿酸代謝.
3. セルロプラスミン＝銅代謝.
4. インスリン＝グリコーゲン代謝.
5. 副甲状腺ホルモン＝カルシウム代謝（カリウム＝甲状腺ホルモン）.

3 脂質代謝異常

演習問題（本文80ページ）

1. 答 …2（❶○ ❷× ❸○ ❹○ ❺○）
解説 …1. 喫煙＝肺癌.
2. 脂肪の過剰摂取＝高脂血症（脂質異常症）（痛風＝果糖や肉類の過剰摂取により起こる＝プリン体の過剰摂取）.
3. 食塩の過剰摂取＝高血圧症.
4. 運動不足＝高脂血症（脂質異常症）.
5. アルコール過剰摂取＝肝障害.

2. 答 …5（❶○ ❷○ ❸○ ❹○ ❺×）
解説 …1. 糖原病＝グリコーゲンの異常蓄積.
2. 痛風＝尿酸の蓄積.
3. 高脂血症（脂質異常症）＝血清コレステロールの増加.
4. ウィルソン病＝銅代謝異常.
5. 周期性四肢麻痺＝血清カリウム濃度の異常により四肢の弛緩性麻痺を起こす疾患.

4 その他の代謝異常

演習問題（本文85ページ）

1. 答 …1. 5（❶○ ❷× ❸○ ❹× ❺○）
解説 …1. 脚気＝ビタミンB_1欠乏.
2. 痛風＝尿酸の蓄積.
3. ペラグラ脳症＝ニコチン酸の欠乏.
4. Mallory-Weiss症候群＝嘔吐.
5. Wernicke-Korsakoff症候群＝ビタミンB_1欠乏.

2. 答 …5（❶× ❷× ❸○ ❹× ❺○）
解説 …1. ビタミンA欠乏症＝夜盲症.
2. ビタミンB_1欠乏症＝末梢神経障害.
3. ビタミンD欠乏症＝くる病.
4. ビタミンE欠乏症＝溶血性貧血, 不妊症.
5. ビタミンK欠乏症＝血液凝固障害（出血性素因）.

3. 答 …3（❶○ ❷○ ❸× ❹○ ❺○）
解説 …1. ビタミンA欠乏症＝夜盲症.
2. ビタミンB_1欠乏症＝浮腫.
3. ビタミンB_6欠乏症＝成長抑制, 体重減少,

てんかん様痙攣, ペラグラ様皮膚炎, 湿疹, 口角炎, 脂漏性皮膚炎, 舌炎, 小赤血球性貧血, 免疫力低下, アレルギー症状など（ペラグラ＝ナイアシン（ビタミンB_3, ニコチン酸）欠乏症）.
4. ビタミンD欠乏症＝骨軟化症.
5. ビタミンK欠乏症＝血液凝固障害.

4. 答 …5（❶○ ❷○ ❸○ ❹○ ❺×）
解説 …1. 糖原病＝グリコーゲン代謝障害.
2. 痛風＝尿酸代謝障害.
3. 高脂血症＝コレステロール代謝障害.
4. Wilson病＝銅代謝障害.
5. 周期性四肢麻痺＝カリウム代謝障害（甲状腺機能亢進）.

5 代謝性疾患の病理

演習問題（本文87ページ）

1. 答 …3（❶× ❷× ❸○ ❹× ❺×）
解説 …1. 糖尿病＝膵臓からのインスリンの分泌低下, インスリンの抵抗性増加.
2. 糖尿病性腎症＝蛋白尿が特徴.
3. 診断＝経口ブドウ糖負荷試験.
4. 血糖値正常＝尿糖が陽性になる場合もある.
5. HbA1c＝過去1〜2カ月の血糖値の平均を反映している.
（インスリン抵抗性の指標＝HOMA-R：インスリン抵抗性指数））

HOMA-R＝空腹時血糖（mg/dl）×空腹時インスリン（μU/ml）÷405

3. 答 …2（❶○ ❷× ❸○ ❹○ ❺○）
解説 …1. 飢餓＝低蛋白血症の原因.
2. 骨折＝低蛋白血症の原因にならない.
3. 肝硬変症＝低蛋白血症の原因.
4. ネフローゼ症候群＝低蛋白血症の原因.
5. 潰瘍性大腸炎＝低蛋白血症の原因.

第9章　先天性異常・奇形

1 先天性異常疾患

演習問題（本文94ページ）

1. 答 …1（❶○ ❷× ❸○ ❹○ ❺×）
解説 …1. 色素性乾皮症＝常染色体劣性遺伝性の光線過敏性皮膚疾患（紫外線照射により皮膚に強い紅斑, 水泡, 火傷, 皮膚癌を起こす可能性がある）.
2. 筋ジストロフィー＝骨格筋の破壊変性疾患, 筋線維の破壊・変性（筋壊死）と再生を繰り返しながら, 次第に筋萎縮と筋力低下が進

第9章　先天性異常・奇形（本文・94〜96ページ）

　　　行していく遺伝性筋疾患（直射日光下訓練は
　　　疾患に関係しない）．
　　3．Down症候群＝21トリソミー症．先天性の
　　　疾患群．母親の出産年齢が高いほど発生頻
　　　度が増加＝25歳＝1/1200，30歳＝1/880，
　　　35歳で＝1/290，40歳＝1/100，45歳＝1/46
　　　（高齢出産で多発）（直射日光下訓練は疾患に
　　　関係しない）．
　　4．骨形成不全症＝易骨折性・進行性の骨変形
　　　疾患＝画家のロートレック（直射日光下訓練
　　　は疾患に関係しない）．
　　5．Marfan症候群＝先天異常による結合組織の
　　　疾患＝アメリカ大統領のリンカーン（直射日
　　　光下訓練は疾患に関係しない）．
2．答　…3（❶○　❷○　❸×　❹○　❺○）
　解説…1．Down症＝常染色体異常（21トリソミー）で
　　　精神遅滞（＋）．
　　2．Phenylketonuria（フェニルケトン尿症）＝常
　　　染色体劣性遺伝による先天性アミノ酸代謝
　　　異常症（高フェニルアラニン血症，知能障
　　　害，中枢神経障害，メラニン欠乏による赤
　　　毛，色白）（フェニルアラニン水酸化酵素
　　　（PAH）遺伝子をコードする遺伝子の変異に
　　　よるPAH欠損症），アミノ酸代謝異常で精
　　　神遅滞（＋）．
　　3．血友病＝伴性劣性遺伝疾患（関節内や筋肉内
　　　の深部出血症状）で精神遅滞（－）．
　　4．福山型先天性筋ジストロフィー＝常染色体
　　　劣性遺伝疾患で精神遅滞（＋）．
　　5．Cretinism（クレチン病）＝副腎皮質機能亢進
　　　症で精神遅滞（＋）．
3．答　…3（❶○　❷○　❸×　❹○　❺○）
　解説…1．Phenylketonuria（フェニルケトン尿症）＝常
　　　染色体劣性遺伝による先天性アミノ酸代謝
　　　異常症（高フェニルアラニン血症，知能障
　　　害，中枢神経障害，メラニン欠乏による赤
　　　毛，色白）（フェニルアラニン水酸化酵素
　　　（PAH）遺伝子をコードする遺伝子の変異に
　　　よるPAH欠損症）精神遅滞（＋）．
　　2．Klinefelter（クラインフェルター）症候群＝
　　　性染色体異常（男性性染色体は「XY」である
　　　が，X染色体が1つ多く「XXY」）で，精神遅
　　　滞（＋）．
　　3．Porphyria（ポルフィリン症）＝ポルフィリン
　　　代謝障害で皮膚症状（皮膚や粘膜に光過敏性
　　　（光皮膚炎），水疱，壊死など）があり，精神
　　　遅滞（－）．
　　4．Cretinism（クレチン病）＝先天性甲状腺機能
　　　低下症（無力感，皮膚乾燥，発汗減少，便秘，
　　　体重増加，徐脈）で精神遅滞（＋）．

　　5．Down症＝常染色体異常（21トリソミー）で
　　　精神遅滞（＋）．
4．答　…2，3（❶×　❷○　❸○　❹×　❺×）
　解説…1．Fallot四徴症＝先天性心奇形（染色体は正常）．
　　2．Turner症候群＝性染色体異常疾患（X染色
　　　体モノソミー）．
　　3．Down症候群＝常染色体異常疾患（21トリソ
　　　ミー）．
　　4．Recklinghausen病＝神経線維腫（染色体は
　　　正常）．
　　5．Cushing症候群＝副腎皮質機能亢進症（染色
　　　体は正常）．
5．答　…1（❶○　❷×　❸×　❹×　❺×）
　解説…1．Duchenne型筋ジストロフィー＝伴性劣性遺
　　　伝（X染色体短腕（Xp21）のジストロフィン
　　　遺伝子に変異）．
　　2．Marfan症候群＝常染色体優性遺伝．
　　3．Phenylketonuria（フェニルケトン尿症）＝
　　　常染色体劣性遺伝による先天性アミノ酸代
　　　謝異常症（高フェニルアラニン血症，知能
　　　障害，中枢神経障害，メラニン欠乏による
　　　赤毛，色白）（フェニルアラニン水酸化酵素
　　　（PAH）遺伝子をコードする遺伝子の変異に
　　　よるPAH欠損症）．
　　4．Down症候群＝21トリソミー症（生殖細胞の
　　　減数分裂時の失敗）．
　　5．Turner症候群＝X染色体モノソミー症（性
　　　染色体異常疾患）．
6．答　…2（❶×　❷○　❸×　❹×　❺×）
　解説…1．ヒトの染色体＝46個（常染色体22対（44本），
　　　性染色体1対（2本））．
　　2．女性の性染色体＝2個のX染色体（♀＝
　　　XX）．
　　3．染色体＝DNA鎖の2重らせん構造からなる．
　　4．Down症候群＝21トリソミー症（生殖細胞の
　　　減数分裂時の失敗）．
　　5．Turner症候群＝X染色体モノソミー症（性
　　　染色体異常疾患）．

2 奇　形

演習問題（本文96ページ）

1．答　…3（❶×　❷○　❸○　❹×　❺×）
　解説…1．小頭症＝頭蓋骨の変形（短頭，舟状頭，三角
　　　頭蓋），顔面骨の発達障害，眼球突出，脳の
　　　発達障害，視力障害，聴覚障害など．
　　　脳圧亢進＝水頭症．
　　2．滑脳症＝脳溝・脳回の減少．
　　3．二分脊椎＝水頭症合併．
　　4．Dandy-Walker症候群＝水頭症，頭蓋内圧
　　　亢進，第4脳室と連続した後頭蓋窩正中の嚢

胞と小脳虫部の欠損，後頭蓋窩の拡大，精神運動発達の遅れ．
5. Arnold-Chiari奇形＝小脳の頭蓋内嵌入．

2. 答…3（① ② ③○ ④× ⑤×）

解説…1. 滑脳症＝脳表面に脳回がなく平滑な発達障害（17番染色体異常を有する常染色体優性遺伝病）．
2. 全前脳胞症＝神経管の腹側化障害，左右の大脳半球（前脳）の分離不全，正中部での大脳皮質・基底核・視床の癒合（顔貌異常症状＝眼間狭小，鼻中隔欠損，象鼻，口唇裂，口蓋裂など顔面正中部の低形成，最重度では単眼症）．
3. 二分脊椎＝水頭症を合併する．
4. Arnold-Chiari奇形＝小脳や延髄の脊柱管内への嵌入．
5. Dandy-Walker症候群＝第4脳室と連続した後頭蓋窩正中の嚢胞と小脳虫部の欠損，後頭蓋窩の拡大．

第10章　老化現象

1 老化現象

演習問題（本文100ページ）

1. 答…5（①× ②× ③× ④× ⑤○）

解説…1. 血管抵抗＝増加．
2. 残気量＝増加．
3. 心拍出量＝減少．
4. 肺活量＝減少．
5. 予備呼気量＝減少．

2. 答…2（①× ②○ ③× ④× ⑤×）

解説…1. 骨塩の体重比＝減少．
2. 脂肪の体重比＝増加．
3. 細胞外液の体重比＝減少．
4. 細胞内液の体重比＝減少．
5. 細胞性固形物の体重比＝減少．

3. 答…4（①× ②× ③× ④○ ⑤×）

解説…1. 骨吸収＝進行する．
2. 残気量＝増加する．
3. 収縮期血圧＝上昇する．
4. 水晶体＝蛋白変性する．
5. 皮膚＝痛覚閾値は上昇する．

4. 答…2（①○ ②× ③○ ④○ ⑤○）

解説…1. 筋断面積＝減少する．
2. 運動単位数＝減少する．
3. 筋力増強＝効果はみられる．
4. タイプⅡ線維＝萎縮が強い．
5. 持久力＝筋力に比較して維持される．

5. 答…4（①× ②× ③× ④○ ⑤×）

解説…1. 男性における前立腺＝肥大．
2. 卵胞刺激ホルモン＝増加．
3. 歩行開始時＝心拍数増加．
4. 前角細胞数＝減少．
5. 立位時＝骨盤後傾．

6. 答…1，2（①○ ②○ ③× ④× ⑤×）

解説…1. 心拍出量＝減少．
2. 腎血流量＝減少．
3. 体脂肪率＝増加．
4. 末梢血管抵抗＝増加．
5. 機能的残気量＝増加．

7. 答…1，3（①○ ②× ③○ ④× ⑤×）

解説…1. 記銘力＝低下．
2. 1回換気量＝減少．
3. 循環血液量＝減少．
4. 安静時心拍数＝増加．
5. 血中カルシウム濃度＝変化しない．

8. 答…1（①○ ②× ③× ④× ⑤×）

解説…1. 夜間尿量＝増加．
2. 腰椎骨密度＝減少．
3. 左室駆出率＝減少．
4. 動脈血酸素分圧＝減少．
5. 最大酸素摂取量＝減少．

9. 答…3（①× ②× ③○ ④× ⑤×）

解説…1. 壊死＝脳卒中などによる脳細胞の減少．
2. 化生＝頭蓋内脂肪腫（脳軟膜の化生）．
3. 萎縮＝生理的加齢による脳容積の縮小．
4. 変性＝脳細胞への封入体（ピック球，レビー小体など）の蓄積．
5. 異形成＝先天性の限局性皮異形成（てんかん原性脳形成異常など）．

10. 答…1，2（①○ ②○ ③× ④× ⑤×）
（厚生労働省の解答は2のみであるが，1も正解である）

解説…1. 筋細胞のアポトーシス＝サルコペニア（骨格筋の筋肉(sarco)が減少(penia)していることで，老年症候群のひとつで，筋肉量は30歳ごろがピークでその後は加齢とともに低下する．70歳以下の高齢者の13〜24%，80歳以上では50%以上にサルコペニアを認める）．
2. 退行性変化＝加齢に伴う骨格筋の萎縮．
3. 筋原性変化＝筋原性筋萎縮（筋ジストロフィーなど）．
4. 筋線維がマクロファージに貪食＝打撲・外傷などによる筋の壊死の処理（その後筋線維は再生）．
5. 筋線維が結合組織に置換＝筋原性筋萎縮（筋ジストロフィーなど）．

11. 答…1（①× ②○ ③○ ④○ ⑤○）

解説 …1. 収縮期血圧＝上昇．
2. 腎血流量＝低下．
3. 心拍出量＝低下．
4. 赤血球数＝低下．
5. 体水分量＝低下．

2 老化と疾患

演習問題（本文104ページ）

1. 答 …2（❶× ❷○ ❸× ❹× ❺×）
解説 …1. 高齢者の肺炎＝発熱は少ない．
2. 高齢者の肺炎＝誤嚥性肺炎が多い．
3. 高齢者の肺炎＝肺底部の病巣が多い．
4. 高齢者の肺炎＝咳反射は低下する．
5. 高齢者の肺炎＝死因となる（死亡原因の第3位）．

2. 答 …5（❶○ ❷○ ❸○ ❹○ ❺×）
解説 …1. 貧血＝低栄養が関与する．
2. 褥瘡＝低栄養が関与する．
3. 大腿骨骨折＝低栄養が関与する．
4. サルコペニア＝低栄養が関与する．
5. 虚血性心疾患＝低栄養の関与が低い（高血圧，肥満，高脂血症などと関係する）．

3. 答 …5（❶× ❷× ❸× ❹× ❺○）
解説 …1. 血統妄想＝統合失調症の妄想．
2. 恋愛妄想＝統合失調症の妄想．
3. 被毒妄想＝統合失調症の妄想．
4. つきもの妄想＝統合失調症の妄想．
5. もの盗られ妄想＝認知症の妄想．

4. 答 …3（❶× ❷× ❸○ ❹× ❺×）
解説 …1. 高齢者頸髄損傷＝中心性損傷が多い．
2. 高齢者頸髄損傷の原因＝脊柱管狭窄などの基礎疾患を有した上での転倒転落．
3. 高齢者頸髄損傷＝頸椎の骨傷を伴わないことが多い．
4. 高齢者頸髄損傷＝（下肢に比べ）上肢の障害が重い．
5. 高齢者頸髄損傷の受傷機転＝頸部過伸展．

5. 答 …1，5（❶○ ❷× ❸× ❹× ❺○）
解説 …1. 脳血管障害＝寝たきり高齢者が有する疾患．
2. 肺気腫＝中年以降の男性に多く発症し喫煙との関係が深い．
3. 関節リウマチ＝20～50歳に好発（中年に好発，60歳以上の発症は少ない）．
4. 心筋梗塞＝50～60歳代に好発（中年に好発，喫煙，疲労，ストレス，運動不足，高脂血症などに関係する）．
5. 大腿骨頸部骨折＝寝たきり高齢者が有する疾患．

6. 答 …2（❶× ❷○ ❸× ❹× ❺×）
解説 …1. 硬膜外血腫＝頭部外傷に伴う頭蓋骨骨折に合併する．
2. 硬膜下血腫＝高齢者の軽微な頭部外傷に続発する．
3. くも膜下出血＝脳動脈瘤の破裂，脳動静脈奇形の破裂．
4. 大脳皮質下出血＝外傷，高血圧，脳動静脈奇形，脳アミロイドアンギオパチー，髄膜炎菌性敗血症などが複雑に絡み合って発症する．
5. 正常圧水頭症＝明らかな脳圧亢進症状の見られない水頭症で，脳脊髄液の循環不全による特発性と，くも膜下出血，頭部外傷，髄膜炎後に続発する続発性がある．

第11章　神経疾患の病理

1 末梢神経疾患の病理

演習問題（本文108ページ）

1. 答 …5（❶× ❷× ❸× ❹× ❺○）
解説 …1. Waller変性＝やや予後不良（切断端部より遠位の軸索は神経細胞体から切断される，そのため切断された軸索や髄鞘が変性に陥る）．
2. 放射線ニューロパチー＝やや予後不良（癌治療のための放射線治療後に起こる神経障害で，一過性のものから難治性のものまである）．
3. neurotmesis＝予後不良（軸索，髄鞘，Schwann細胞すべての連続性が切断された状態で，切断より遠位ではWaller変性に陥る．神経回復は望めない．
4. axonotmesis＝やや予後良好（軸索は断裂し損傷部より遠位ではWallar変性を生じるが，神経内膜には損傷がないため損傷部近位からすみやかに再生軸索の伸長が始まり，温存された神経内膜内を終末目的器管に向かって正しく到達するので，感覚神経，運動神経の機能はある程度まで回復しうる）．
5. neurapraxia＝予後良好（一過性神経伝導障害（神経不動化）で，神経伝導に一部障害を認めるが，器質的には異常がない，あるいは髄鞘の一部にごく軽度の異常を認めるが軸索には異常がないので，完全に回復する）．

2. 答 …4（❶× ❷× ❸× ❹○ ❺×）
解説 …1. 切断部から末梢側の軸索の興奮性＝切断直後から絶たれる．
2. 切断部から末梢側の軸索の変性＝切断部から最末端へ進行する．
3. Schwann細胞の変性＝切断部位から遠位部へも出現する．

4. 切断部から中枢側へ＝逆行性変性も出現する．
5. 変性後＝再生する軸索にSchwann細胞は付着する．

3. 答…3（❶× ❷× ❸○ ❹× ❺×）
解説…1. ニューロトメーシス＝予後不良（軸索，髄鞘，Schwann細胞すべての連続性が切断された状態で，切断より遠位ではWaller変性に陥る．神経回復は望めない．
2. アクソノトメーシス＝やや予後良好（軸索は断裂し損傷部より遠位ではWallar変性を生じるが，神経内膜には損傷がないため損傷部近位からすみやかに再生軸索の伸長が始まり，温存された神経内膜内を終末目的器管に向かって正しく到達するので，感覚神経，運動神経の機能はある程度まで回復しうる）．
3. ニューロプラキシア＝予後良好（一過性神経伝導障害（神経不動化）で，神経伝導に一部障害を認めるが，器質的には異常がない，あるいは髄鞘の一部にごく軽度の異常を認めるが軸索には異常がないので，完全に回復する）．
4. ワーラー変性＝やや予後不良（切断端部より遠位の軸索は神経細胞体から切断される，そのため切断された軸索や髄鞘が変性に陥る）．
5. 引き抜き損傷＝予後良好〜不良まで（外傷性（転倒，バイク事故，分娩など）の腕神経叢の引き抜きによる腕神経叢麻痺で，損傷程度によりⅠ型（自然再生可能）〜Ⅲ型（回復困難）まであり予後が異なる）．

4. 答…1，5（❶○ ❷× ❸× ❹× ❺○）
解説…1. 軸索の変性＝シュワン細胞にも形態変化が生じる．
2. ワーラー変性＝損傷部位の遠位部に生じる．
3. 軸索変性＝神経筋接合部にも変化が生じる．
4. 軸索再生の速度＝1日約1mm．
5. 神経腫＝再生軸索から発生する．

2 中枢神経性の変性疾患・脱髄性疾患の病理

演習問題（本文114ページ）

1. 答…1（❶○ ❷× ❸× ❹× ❺×）
解説…1. Creutzfeldt Jacob病＝中枢神経の変性疾患（異常なプリオン蛋白の沈着）．
2. Parkinson病＝中脳黒質の変性疾患．
3. 肝性脳症＝肝不全とアンモニアによる意識障害（脳内の神経伝達抑制，脳機能障害）．
4. 正常圧水頭症＝脳脊髄液の循環障害疾患．
5. 多発性硬化症＝中枢神経の脱髄疾患．

2. 答…1（❶× ❷○ ❸○ ❹○ ❺○）
解説…1. Parkinson病＝中脳黒質の変性．
2. 多発性硬化症＝中枢神経の脱髄．
3. Huntington病＝常染色体優性遺伝型式を示す遺伝性の神経変性疾患（大脳基底核（特に線条体）の変性）．
4. Alzheimer型認知症＝大脳皮質の変性（脳血管壁へのアミロイド沈着（脳血管アミロイドーシス））．
5. 筋萎縮性側索硬化症＝脊髄前角細胞の脱落．

3. 答…2（❶○ ❷× ❸○ ❹○ ❺○）
解説…1. 筋萎縮性側索硬化症＝脊髄前角細胞の脱落．
2. 急性灰白髄炎（ポリオ）＝脊髄前角細胞の炎症．
3. Parkinson病＝中脳黒質の変性疾患．
4. Huntington病＝常染色体優性遺伝型式を示す遺伝性の神経変性疾患（大脳基底核（特に線条体）の変性）．
5. Alzheimer病＝大脳皮質の変性（脳血管壁へのアミロイド沈着（脳血管アミロイドーシス））．

4. 答…4（❶○ ❷○ ❸○ ❹× ❺○）
解説…1. Guillain-Barré症候群＝脱髄性の末梢神経障害．
2. Guillain-Barré症候群の前駆症状＝1〜3週間前の感冒様症状（サイトメガロウイルス，EBウイルス，マイコプラズマ，カンピロバクターなどの先行感染）．
3. Guillain-Barré症候群の深部腱反射＝消失．
4. Guillain-Barré症候群＝髄液の蛋白細胞解離（髄液中の発病1週間後から蛋白量は上昇するが細胞数（単核細胞）は変化しない（10/mm^{3}以下））．
5. Guillain-Barré症候群の四肢遠位部＝筋力低下．

5. 答…5（❶○ ❷○ ❸○ ❹○ ❺×）
解説…1. Shy-Drager症候群＝多系統萎縮症（自律神経症状を主要症状とする脊髄小脳変性症，脳幹〜小脳の神経細胞，グリア細胞へのαシヌクレイン蛋白の蓄積）．
2. Charcot-Marie-Tooth病＝遺伝性（運動性感覚性）ニューロパチー（末梢神経の変性疾患で末梢神経原性筋萎縮）．
3. Parkinson病＝中脳黒質の変性疾患．
4. Huntington舞踏病＝常染色体優性遺伝型式を示す遺伝性の神経変性疾患（大脳基底核（特に線条体）の変性）．
5. Guillain-Barré症候群＝ウイルスや細菌感染が契機となって引き起こされる自己免疫疾患で，末梢神経の節性脱髄（軸索変性認めら

3 脳血管障害の病理

演習問題（本文117ページ）

1. 答…2（①〇 ②× ③〇 ④〇 ⑤〇）
   解説…1. 高血圧＝脳出血の危険因子.
   2. くも膜下出血＝女性に多い（♂：♀＝1：2）.
   3. 発作性心房細動＝脳塞栓の危険因子.
   4. 癌の不随する凝固異常＝脳塞栓の原因.
   5. 慢性腎臓病〈CKD〉＝脳卒中の危険因子.

2. 答…2（①× ②〇 ③× ④× ⑤×）
   解説…1. 脳出血＝頭部CT画像での高吸収域で表す.
   2. 脳梗塞＝頭部MRIの拡散強調画像での高信号は超急性期の脳梗塞を示す（右放線冠の超早期の梗塞）.
   3. 脳腫瘍＝頭部CT画像での高吸収域で表す.
   4. 脳静脈瘻＝頭部MRIのT2強調画像または，MRA造影画像で表す.
   5. くも膜下出血＝頭部CT画像での高吸収域で表す.

3. 答…2（①× ②〇 ③× ④× ⑤×）
   解説…1. 脳梗塞＝頭部CT画像の低吸収域で表す.
   2. 被殻出血＝頭部CT画像での高吸収域は出血を表す（左被殻，内包，視床の出血）.
   3. 尾状核出血＝頭部CT画像での高吸収域は出血を表すが出血部位が異なる.
   4. くも膜下出血＝頭部CT画像での高吸収域は出血を表すが出血部位が異なる.
   5. 頭頂葉皮質下出血＝頭部CT画像での高吸収域は出血を表すが出血部位が異なる.

4. 答…4（①〇 ②〇 ③〇 ④× ⑤〇）
   解説…1. 心房細動＝脳梗塞の原因.
   2. もやもや病＝脳梗塞の原因.
   3. 心臓弁膜症＝脳梗塞の原因.
   4. Buerger病＝四肢末梢の壊死の原因.
   5. 頸動脈粥状硬化＝脳梗塞の原因.

5. 答…4（①〇 ②〇 ③〇 ④× ⑤〇）
   解説…1. 脳血管障害の危険因子＝高血圧.
   2. 脳出血の原因＝動脈壁の線維素性壊死が関与する.
   3. 若年層の脳出血＝動静脈奇形が原因.
   4. 脳血栓の原因＝脳血管のアテローム硬化，心房細動（心弁膜症＝心臓内でできた血栓が脳血管へ飛来して脳塞栓症の原因となる）.
   5. 脳動脈瘤＝脳底部に好発する.

6. 答…1（①〇 ②× ③× ④× ⑤×）
   解説…1. 活動時に発症しやすい＝脳出血の特徴.
   2. 症状の進行が緩徐＝脳血栓の特徴（脳出血＝症状の進行が急速）.
   3. 高齢者に多い＝脳血栓の特徴（脳出血＝青年～中年に多い）.
   4. TIAを前駆症候とする＝脳血栓の特徴（脳出血＝前駆症状がない）.
   5. 意識障害は軽いことが多い＝脳血栓の特徴（脳出血＝意識障害が重度）.

7. 答…2（①× ②〇 ③× ④〇 ⑤×）
   解説…1. アルツハイマー病の初期像＝CT画像もMRI画像も表しにくい.
   2. 脳出血の血腫＝CT画像は出血を高吸収域で表す.
   3. 破裂出血していない動脈瘤＝頭部MRA造影で表す.
   4. 多発性硬化症の脱髄巣＝頭部MRI画像のFLAIR画像での高信号で表す.
   5. パーキンソン病の黒質病変＝CT画像もMRI画像も表しにくい.

8. 答…2（①× ②〇 ③× ④× ⑤×）
   解説…1. 脳出血＝日中活動中に多い.
   2. くも膜下出血＝突発的に発症する.
   3. 脳血栓＝緩徐進行型で徐々に症状が現れる.
   4. 脳塞栓＝突発完成型ですぐに症状が現れる（脳血栓より重度が多い）.
   5. 一過性脳虚血発作＝頭蓋外動脈の一時的な血行障害，小塞栓，血管痙攣などで発症する.

9. 答…2，3（①× ②〇 ③〇 ④× ⑤×）
   解説…1. 症状の進行は緩徐＝脳血栓の特徴.
   2. 高血圧がある＝脳出血の特徴.
   3. 活動時の発症が多い＝脳出血の特徴.
   4. 高齢者に多い＝脳血栓の特徴.
   5. 心疾患を多く合併する＝脳血栓の特徴.

第12章　運動器疾患の病理

1 骨関節疾患の病理

演習問題（本文123ページ）

1. 答…2（①× ②〇 ③× ④× ⑤×）
   解説…1. 肩関節周囲炎＝慢性炎症.
   2. 痛風性関節炎＝急性炎症.
   3. 結核性膝関節炎＝慢性炎症.
   4. 肘離断性骨軟骨炎＝慢性炎症.
   5. 上腕骨外側上顆炎＝慢性炎症.

2. 答…1（①〇 ②× ③× ④× ⑤×）
   解説…1. 関節軟骨の破壊＝変形性関節症の病理学的変化.
   2. アミロイドの沈着＝アミロイド症の病理学的変化.
   3. 尿酸塩結晶の沈着＝痛風の病理学的変化.
   4. ピロリン酸カルシウムの沈着＝偽痛風の病理学的変化.

5. Langhans巨細胞の出現＝結核や肉芽腫性血管炎などの病理学的変化．

3. 答…3（❶○ ❷○ ❸× ❹○ ❺○）

解説…1. 骨塩量の減少＝関節の慢性炎症．
2. 軟骨の変性＝関節の慢性炎症．
3. 組織内の好中球集積＝関節の急性炎症．
4. 結合織の増殖＝関節の慢性炎症．
5. 血管の増生＝関節の慢性炎症．

4. 答…4（❶○ ❷○ ❸○ ❹× ❺○）

解説…1. 関節滑膜の炎症＝関節リウマチの病理所見．
2. 関節軟骨の破壊＝関節リウマチの病理所見．
3. 関節周囲の腱断裂＝関節リウマチの病理所見．
4. 関節内の結晶析出＝痛風や偽痛風の病理所見．
5. 関節の亜脱臼＝関節リウマチの病理所見．

5. 答…2（❶○ ❷× ❸○ ❹○ ❺○）

解説…1. 骨軟化症の骨組織＝類骨が残存．
2. 甲状腺機能亢進症＝バセドウ病（病的骨折＝副甲状腺機能亢進症）．
3. クッシング症候群＝骨粗鬆症．
4. 関節リウマチ＝パンヌス形成．
5. 変形性関節症＝関節縁に骨棘形成

6. 答…4（❶○ ❷○ ❸○ ❹× ❺○）

解説…1. 椎間板の変性・突出＝変形性脊椎症の病理所見．
2. 椎体辺縁の骨棘形成＝変形性脊椎症の病理所見．
3. 椎間腔の狭小＝変形性脊椎症の病理所見．
4. 脊髄血管の奇形（①脊髄硬膜動静脈瘻，②脊髄辺縁部動静脈瘻，③脊髄髄内動静脈奇形）＝脊髄血液循環障害，脊髄出血，脊髄静脈瘤による脊髄損傷（運動麻痺，排尿障害，感覚障害など）．
5. 脊柱弯曲の増強＝変形性脊椎症の病理所見．

7. 答…2（❶○ ❷× ❸○ ❹○ ❺○）

解説…1. 滑膜細胞の増殖＝関節リウマチの病理所見．
2. 結晶の沈着＝痛風や偽痛風の病理所見．
3. 肉芽の形成＝関節リウマチの病理所見．
4. パンヌス形成＝関節リウマチの病理所見．
5. 軟骨破壊＝関節リウマチの病理所見．

2 筋疾患の病理

演習問題（本文126ページ）

1. 答…2（❶× ❷○ ❸× ❹× ❺×）

解説…1. 筋強直性ジストロフィー＝発症年齢：10〜30歳代．
2. 福山型筋ジストロフィー＝発症年齢：生下時〜出生後数カ月以内．
3. Becker型筋ジストロフィー＝発症年齢：5〜15歳．
4. Duchenne型筋ジストロフィー＝発症年齢：2〜5歳．
5. 顔面肩甲上腕型ジストロフィー＝発症年齢：10歳代．

2. 答…4（❶× ❷× ❸× ❹○ ❺×）

解説…1. 男女ともに発症する（常染色体劣性遺伝）．
2. 初発症状＝生下時〜出生後数カ月以内（首がすわらない）．
3. 精神遅滞を伴う．
4. 発症頻度＝Duchenne型の1/3．
5. 歩行困難．

3. 答…1（❶○ ❷× ❸× ❹× ❺×）

解説…1. 下肢筋力は上肢筋力より早く低下する．
2. 2〜5歳頃＝筋緊張低下がみられる（転びやすい，動揺性歩行，階段昇降難など）．
3. 10〜12歳＝歩行不能となる．
4. X染色体連鎖（ジストロフィン遺伝子の変異）．
5. ミオトニア現象＝筋強直性ジストロフィーの症状．

4. 答…5（❶○ ❷○ ❸○ ❹○ ❺×）

解説…1. 兄弟発症＝頻度が高い．
2. 呼吸不全＝頻度が高い．
3. 心機能障害＝頻度が高い．
4. 胸腰椎の変形＝頻度が高い．
5. 脳萎縮＝頻度は低い．

5. 答…1, 5（❶○ ❷× ❸× ❹× ❺○）

解説…1. Duchenne型＝男児に発症する（X染色体連鎖）．
2. Duchenne型＝心筋障害を起こす．
3. 肢帯型＝常染色体劣性遺伝．
4. 顔面肩甲上腕型＝ポパイの腕＝肩や上腕の筋萎縮が高度なのに比し前腕部は比較的保たれる（仮性肥大が特徴＝Duchenne型）．
5. 先天性筋ジストロフィー（福山型）＝精神遅滞を伴う．

第13章　循環器疾患の病理

1 心疾患の病理

演習問題（本文130ページ）

1. 答…5（❶○ ❷○ ❸○ ❹○ ❺×）

解説…1. 喫煙＝危険因子．
2. 不整脈＝伴うことが多い．
3. 心電図＝発作直後はST上昇．
4. 血中の白血球数＝増加．
5. ニトログリセリン＝心筋梗塞への舌下投与は無効（狭心症に対する投与は著効）．

2. 答…5（❶○ ❷○ ❸○ ❹○ ❺×）

解説…1. 男性＝多発．
2. 動脈硬化＝原因．

3. 糖尿病＝危険因子．
4. 発作の誘因＝精神的緊張．
5. 発作時＝負荷心電図検査を行ってはならない．

2 血管疾患の病理

演習問題（本文134ページ）
1. 答…3（①× ②× ③○ ④× ⑤×）
解説…1. 慢性収縮性心膜炎＝急性心膜炎，結核，心臓手術，心筋梗塞，膠原病などが関与．
2. 慢性閉塞性肺疾患＝喫煙が関与．
3. 内頸動脈狭窄症＝アテローム（粥状）硬化が関与．
4. 椎骨動脈解離＝日常的な頸部運動の積み重ね，軽度の頸部外傷の蓄積などが関与．
5. 肝硬変＝ウイルス性肝炎（B型肝炎，C型肝炎など），アルコール性肝疾患などが関与．

2. 答…1（①○ ②× ③× ④× ⑤×）
解説…1. 人工膝関節置換術後＝深部静脈血栓症を起こしやすい．
2. 橈骨遠位端骨折＝高齢者や骨粗鬆症患者が手を着いた転倒時に起こしやすい．
3. 心房細動＝高血圧，糖尿病，心臓病（心筋梗塞・弁膜症など）や慢性肺疾患，アルコールやカフェインの過剰摂取，睡眠不足，精神的ストレス時に発生しやすく，血栓を形成して，脳塞栓の原因となりやすい．
4. 血友病＝血液凝固因子（Ⅷ因子，Ⅸ因子）の欠損・活性低下によるもので，関節出血や頭蓋内出血を起こしやすい．
5. 高血圧＝虚血性心疾患，脳卒中，腎不全などを起こしやすい．

3. 答…2（①○ ②× ③○ ④○ ⑤○）
解説…1. 安静臥床の期間＝密接な関係がある．
2. 足指の状態＝青紫色に腫脹する．
3. 血液凝固能＝亢進している．
4. 肺塞栓症＝生じやすい．
5. 誘引＝避妊用ピル．

4. 答…2（①○ ②× ③○ ④○ ⑤○）
解説…1. Raynaud症候群＝四肢血行障害と関係（四肢末梢の小動脈が発作的に収縮し血液障害が出現し手指足指の皮膚が蒼白暗紫になる現象）．
2. Sjögren症候群＝涙腺と唾液腺を標的とする臓器特異的自己免疫疾患．原発性シェーグレン症候群の病変は「①目乾燥（ドライアイ），②口腔乾燥」を主症状とする．
3. 胸郭出口症候群＝四肢血行障害と関係（鎖骨下動脈の圧迫もより上肢の血行障害を起こし上肢が蒼白で疼痛が出現する．鎖骨下静脈の圧迫により上肢全体の静脈還流障害を起こし青紫色になる）．
4. 前脛骨区画症候群＝四肢血行障害と関係（下腿部の前方区画内（前脛骨動脈，前脛骨静脈，深腓骨神経，前脛骨筋，長指伸筋，長母指伸筋）での内圧が上がることで症状（しびれ，麻痺，灼熱感，圧迫感など）が出現する）．
5. Volkmann拘縮＝四肢血行障害と関係（ボラールコンパートメント内の筋肉組織で阻血が起こり筋肉内に浮腫を起こす）．

第14章　造血器疾患の病理

1 骨髄性疾患の病理

演習問題（本文139ページ）
1. 答…4（①× ②× ③× ④○ ⑤×）
解説…1. 血友病＝脾腫は起こらない（脾腫＝門脈圧亢進）．
2. 血友病＝血小板数は正常．
3. 血友病＝筋肉内出血，関節内出血，皮下出血斑（点状紫斑＝単純性紫斑病，アレルギー性紫斑病）．
4. 血友病＝血友病性膝関節症．
5. 血友病＝伴性劣性遺伝．

2. 答…2（①× ②○ ③× ④× ⑤×）
解説…1. 脱水＝体内の水分バランスの崩壊．
2. 貧血＝①鉄分吸収には胃酸の働きが必要で，②ビタミンB_{12}吸収には胃粘膜から分泌されるビタミンB_{12}結合たんぱく質内因子が必要である．胃切除後「鉄とビタミンB_{12}」の吸収不足により赤血球合成障害を起こし貧血を起こす（鉄欠乏＝鉄欠乏性貧血，ビタミンB_{12}欠乏＝巨赤芽球性貧血）．
3. 脂肪便＝胆汁不足，膵液の欠損，腸粘膜細胞の障害など．
4. 出血傾向＝紫斑病，血友病など．
5. 低蛋白血症＝蛋白摂取不足，蛋白合成障害，蛋白喪失（ネフローゼ症候群）など．

3. 答…2（①× ②○ ③× ④× ⑤×）
解説…1. 偽痛風（軟骨石灰化症）＝ピロリン酸カルシウムの沈着，膝関節の腫脹，疼痛，発赤，熱感．
2. 血友病＝膝関節血腫を生じやすい．
3. 滑膜ヒダ障害（タナ障害）＝膝蓋大腿関節の内側の圧痛，膝過伸展で内側に疼痛，膝屈伸時にクリック感が出現する．
4. ジャンパー膝（膝蓋腱炎）＝運動時の膝前面の疼痛・圧痛・熱感・腫脹，尻上がり現象．
5. 変形性膝関節症＝運動開始時の疼痛，腫脹，

正座困難，階段昇降困難，膝内反変形．
4. 答…1（❶× ❷○ ❸○ ❹○ ❺○）
解説…1. 低色素性貧血＝鉄欠乏．
2. ビタミンB_{12}欠乏＝悪性貧血．
3. 血液型不適合輸血＝溶血性貧血．
4. 肺気腫＝多血症．
5. 凝固因子欠乏＝血友病．

第15章　呼吸器疾患の病理

1　肺疾患の病理

演習問題（本文143ページ）
1. 答…5（❶× ❷× ❸× ❹× ❺○）
解説…1. 結核病変＝発症時は肺結核，その後リンパ行性や血行性に散布し早期蔓延型粟粒結核となって結核性髄膜炎へ進展する．
2. 結核菌＝胃酸に耐える，各種消毒薬にも長時間耐える，乾いた痰内で長く生存する，典型的な細胞内寄生菌，マクロファージ内に貪食されても細胞内で生き残ることが可能．
3. 核初期＝感冒様症状（発熱，咳，痰，易疲労感，食欲不振，寝汗など）が長期間続く，その後，血痰，息切れ，体重減少など．
4. 結核＝我が国では新規発症は年間23,000人超え（平成23年）（平成18年：26,000人から減少傾向）．
5. 結核＝診断した医師は保健所に届け出なければならない．
2. 答…1（❶○ ❷× ❸× ❹× ❺×）
解説…1. 単純エックス線写真ですりガラス陰影＝間質性肺炎の特徴．
2. 肺コンプライアンスの上昇＝肺気腫．
3. 水泡音の聴診＝慢性気管支炎，気管支拡張症，肺炎・肺水腫．
4. 横隔膜低位＝肺気腫．
5. 湿性の咳嗽＝慢性気管支炎．
3. 答…2（❶○ ❷× ❸○ ❹○ ❺○）
解説…1. 気管支喘息＝気道狭窄．
2. 間質性肺炎＝肺胞壁の線維化．
3. 肺性心＝左室肥大．
4. 気胸＝肺の縮小．
5. 胸膜中皮腫＝石綿（アスベスト）小体．

第16章　消化器疾患の病理

1　口腔・食道・胃・小腸・大腸疾患の病理

演習問題（本文149ページ）
1. 答…2（❶× ❷○ ❸× ❹× ❺×）
解説…1. 絞扼性イレウスの治療＝外科的開腹手術による絞扼の解除，壊死した腸の切除．
2. 絞扼性イレウス＝腸管の血流障害を伴う．
3. 絞扼性イレウスの腹痛＝重度激痛．
4. 絞扼性イレウスの症状＝激しい下血はない（血便程度）．
5. 絞扼性イレウスの好発部位＝回盲部．
2. 答…4（❶× ❷× ❸× ❹○ ❺×）
解説…1. 肺の小細胞癌＝進行がきわめて速い（悪性度が高い）．
2. 胃癌＝腺癌が多い．
3. 大腸癌の好発部位＝直腸とS状結腸（全体の70～75％）．
4. 肝細胞癌＝肝硬変に合併する．
5. 膵癌＝男性に多い．

2　肝・胆・膵疾患の病理

演習問題（本文151ページ）
1. 答…3（❶× ❷× ❸○ ❹× ❺×）
解説…1. 出血性胃炎＝肝硬変が原因ではない（多少の吐血あり）．
2. 吻合部潰瘍＝肝硬変が原因ではない（多少の吐血あり）．
3. 食道静脈瘤＝肝硬変が原因で門脈圧が亢進しての食道静脈瘤の破裂による多量吐血．
4. アカラシア＝肝硬変が原因ではない（吐血しない）．
5. 逆流性食道炎＝肝硬変が原因ではない（吐血しない）．
2. 答…3（❶× ❷× ❸○ ❹× ❺×）
解説…1. 急性膵炎＝膵石は見られない（膵石＝慢性膵炎の症状）．
2. 急性膵炎＝50歳以上の男性に多い．
3. 急性膵炎の原因＝第1位アルコール多飲，第2位胆石．
4. 急性膵炎＝糖尿病は合併しない（慢性膵炎＝糖尿病を合併する）．
5. 重症急性膵炎＝30歳未満では死亡例がなく，60歳代までが7％未満，70歳代17％，80歳以上12.6％（70歳を超えると致命率が上昇する）．
3. 答…5（❶× ❷× ❸× ❹× ❺○）

|解説|…1. A型肝炎＝主要感染経路は経口感染.
 2. 慢性肝炎＝60〜70％はC型肝炎が原因（次いでB型肝炎）.
 3. C型肝炎＝血液感染後2〜14週間の潜伏期間を経て急性肝炎を起こすが，多くは感染しても自覚症状がない「不顕性感染」で，60〜80％はウイルスが自然に排除されることなく，慢性化し「慢性肝炎」に進行する．慢性肝炎の30〜40％が約20年の経過で「肝硬変」に進行し，年率約7％の頻度で肝がんが合併する．
 4. 肝硬変の原因＝B型肝炎，C型肝炎が最も多く，次いでアルコール多飲．
 5. 肝癌＝半数以上は肝硬変から進展する．
4. |答|…3（❶○ ❷○ ❸× ❹○ ❺○）
|解説|…1. アルコール性肝障害＝γ-GTP上昇．
 2. 肝硬変＝食道静脈瘤．
 3. 十二指腸潰瘍＝食欲不振，上腹部痛（キリキリ），下腹部不穏，胸焼け，口臭，空腹時痛（黄疸＝肝硬変）．
 4. 胆石症＝上腹部痛．
 5. 急性膵炎＝アミラーゼ値上昇．

第17章　認知症の病理

1 認知症の病理

演習問題（本文155ページ）
1. |答|…2（❶× ❷○ ❸× ❹× ❺×）
|解説|…1. Lewy小体型認知症＝黒質や青斑核の神経細胞の脱落，海馬領域や扁桃体を含む大脳辺縁系中心の萎縮．
 2. Alzheimer型認知症＝脳血管壁へのアミロイド沈着（βアミロイド蓄積）と神経原線維変化．
 3. 血管性認知症＝大脳白質，大脳基底核，視床，脳幹などのラクナ梗塞や多発性微細梗塞．
 4. 大脳皮質基底核変性症＝前頭葉と頭頂葉に強い萎縮，脳神経細胞の脱落，神経細胞や神経膠細胞の異常構造．
 5. 前頭側頭型認知症＝前頭葉や側頭葉に蛋白質沈着と神経細胞の脱落．
2. |答|…3, 5（❶× ❷× ❸○ ❹× ❺○）
|解説|…1. Lewy小体型認知症＝黒質や青斑核の神経細胞の脱落，海馬領域や扁桃体を含む大脳辺縁系中心の萎縮なので，外科的手術の対象にならない．
 2. 進行性核上性麻痺＝黒質・中脳・淡蒼球・視床下核・小脳歯状核などの神経細胞が脱落し，グリア細胞内にも異常構造（リン酸化したタウ蛋白）が蓄積する神経原線維変化が起こるので，外科的手術の対象にならない．
 3. 慢性硬膜下血腫＝頭部外傷（動静脈奇形破裂＝脳内出血，くも膜下出血）による出血での脳圧亢進なので脳外科的手術により認知機能が改善する．
 4. Wernicke脳症＝ビタミンB_1（チアミン）欠乏によって起こる脳症で，部分的眼球運動障害，運動失調，記憶障害を伴うコルサコフ症候群を起こす，外科的手術の対象にならない．
 5. 正常圧水頭症＝明らかな脳圧亢進症状の見られない水頭症で特発性と続発性があるが，脳外科的手術（髄液シャント術）により過剰に溜まった脳脊髄液を体腔へ流すことにより障害されていた脳の機能を戻すことができる．
3. |答|…2（❶× ❷○ ❸× ❹× ❺×）
|解説|…1. Lewy小体型認知症＝黒質や青斑核の神経細胞の脱落，海馬領域や扁桃体を含む大脳辺縁系中心の萎縮．
 2. Alzheimer型認知症＝大脳皮質の老人斑，βアミロイド蓄積，神経原線維変化．
 3. 血管性認知症＝大脳白質，大脳基底核，視床，脳幹などのラクナ梗塞や多発性微細梗塞．
 4. 大脳皮質基底核変性症＝前頭葉と頭頂葉に強い萎縮，脳神経細胞の脱落，神経細胞や神経膠細胞の異常構造．
 5. 前頭側頭型認知症＝前頭葉や側頭葉に蛋白質沈着と神経細胞の脱落．

第18章　薬　理

1 内科疾患に対する薬理

演習問題（本文165ページ）
1. |答|…1（❶○ ❷× ❸× ❹× ❺×）
|解説|…1. 関節リウマチ＝メトトレキサート（抗がん剤，抗リウマチ薬，妊娠中絶薬などとして使用）．
 2. ジスキネジア＝ドパミンアゴニストの併用またはアマンタジンの服用（L-dopa＝長期服用でジスキネジアを助長する）．
 3. 重症筋無力症＝コリンエステラーゼ阻害薬，経口ステロイドや免疫抑制薬（カルシニューリン阻害薬）との併用（抗コリン薬＝胃痛，腹痛，乗り物酔いの抑制）．
 4. 前立腺肥大症＝α受容体遮断薬，抗アンドロゲン薬（抗男性ホルモン薬）（男性ホルモン＝筋肉増強，男性機能改善，精子機能低下

改善，男性不妊治療）．
5. 消化管出血＝輸液蘇生術，濃厚赤血球輸血，内視鏡的凝固法などの外科的治療法を行う（アスピリン＝血小板凝集の抑制（抗血小板薬））．

2. 答…5（❶× ❷× ❸× ❹× ❺○）
解説…1. レボドパ＝ドパミン作用増強薬．
2. ビタミンK＝血液凝固作用薬．
3. アドレナリン＝血管収縮薬，気管支拡張薬．
4. バクロフェン＝鎮けい薬，抗痙縮薬．
5. ワルファリン＝抗凝固薬．

3. 答…5（❶× ❷× ❸× ❹× ❺○）
解説…1. 末梢神経の破壊＝ボツリヌス毒素製剤は末梢神経を破壊しない．
2. ミトコンドリアのATP産生停止＝抗マラリア作用を持つ「アトバコン」の作用機序である（ボツリヌス毒素＝神経筋接合部で神経終末に作用してアセチルコリンの放出を抑制する）．
3. アクチンとミオシン頭部の結合抑制＝トロポニンの作用機序（トロポニンとCa^{2+}が結合するとトロポニン作用が解除されアクチンとミオシンが結合する）．
4. 抗アセチルコリン受容体抗体の産生＝重症筋無力症の病理機序．
5. 神経終末部でのアセチルコリン分泌抑制＝ボツリヌス毒素製剤の作用機序．

4. 答…4（❶× ❷× ❸× ❹○ ❺×）
解説…1. 肩手症候群＝消炎鎮痛剤，温熱療法，リハビリテーション，頸部交感神経ブロック，副腎皮質ステロイドホルモン（免疫グロブリン製剤＝自己免疫疾患）．
2. 視床痛＝抗うつ薬，抗痙攣薬（A型ボツリヌス毒素製剤＝眼瞼痙攣，顔面痙攣，痙性斜頸，上肢痙縮，下肢痙縮，原発性腋窩多汗症）．
3. 症候性てんかん＝抗てんかん薬（部分発作＝カルバマゼピン，全般発作＝バルプロ酸）（抗血小板薬＝脂質異常症（動脈硬化））．
4. 深部静脈血栓症＝抗凝固薬．
5. 夜間せん妄＝抗精神病薬，抗うつ薬（睡眠導入薬＝不眠症）．

5. 答…2（❶× ❷○ ❸× ❹× ❺×）
解説…1. ジスキネジア（長期間にわたるL-dopa投与によって出現する）＝ドパミンアゴニスト（ペルマックス，カバサールなど）の投与．
2. 重症筋無力症＝コリンエステラーゼ阻害薬の投与．
3. 前立腺肥大症＝抗アンドロゲン薬の投与（抗コリン薬＝副交感神経遮断薬（抗胃潰瘍など））．

4. 間質性肺炎＝ステロイドホルモン，免疫抑制剤の投与（メトトレキサート＝抗悪性腫瘍薬（抗がん剤），抗リウマチ薬）．
5. 消化管出血＝H_2ブロッカー，セクレチンの投与（アスピリン＝サリチル酸系解熱鎮痛消炎剤）．

6. 答…3（❶× ❷× ❸○ ❹× ❺×）
解説…3. 3～6カ月＝投与後1～2週間で効果が安定し3～6カ月間持続．

7. 答…3（❶× ❷× ❸○ ❹× ❺×）
解説…1. 薬物＝半減期が長いほど体内に残存する期間が長い．
2. 経口投与されたバクロフェン＝髄液に容易に移行する．
3. 脂溶性の薬物＝肝臓で代謝されると排泄されやすくなる．
4. 血液透析患者＝投与量を通常より少なくする．
5. 抗てんかん薬の血中濃度＝治療内であっても発作が起こる可能性はある．

8. 答…4（❶× ❷× ❸× ❹○ ❺×）
解説…1. 脊髄後根神経節＝ボツリヌス毒素とは関係ない．
2. 脊髄前角＝ボツリヌス毒素とは関係ない．
3. 脊髄前根＝ボツリヌス毒素とは関係ない．
4. 運動神経終末＝ボツリヌス毒素の作用部位．
5. 筋小胞体＝ボツリヌス毒素とは関係ない．

2 精神疾患に対する薬理

演習問題（本文169ページ）

1. 答…3（❶× ❷× ❸○ ❹× ❺×）
解説…1. 悪性症候群＝筋硬直．
2. 悪性症候群＝低血糖，低栄養．
3. 悪性症候群＝高熱．
4. 悪性症候群＝頻脈．
5. 悪性症候群＝白血球増多．

〈悪性症候群〉

特徴	・高熱，発汗，振戦，頻脈等の症状． ・向精神薬を使用時に常に考慮すべき重大な副作用（抗精神病薬の投与中・増量時には要注意）． ・抗パーキンソン病薬を継続中の急激な中止・減量でも悪性症候群が起こる．
症状	・発熱（微熱で始まり，37.5℃以上の高熱），発汗，流涎，言語・嚥下障害，頻脈，無動，寡黙，振戦，意識障害，筋硬直など． ・脱水症状・栄養障害・呼吸障害・循環障害・腎不全などを併発すると死に至る．

第18章 薬　理(本文・169ページ)

治療	・原因薬剤(向精神薬)の中止. ・原因薬剤(抗パーキンソン病薬)の再開. ・水分・栄養補給, ダントローレンなどの治療薬の投与. ・重症な場合には集中治療室などの利用.
向精神薬	・抗精神病薬(塩酸クロルプロマジン, ハロペリドールなど). ・抗うつ薬(塩酸イミプラミン, スルピリドなど). ・中枢神経興奮剤(塩酸メチルフェニデートなど). ・抗躁薬(炭酸リチウムなど). ・抗てんかん薬(カルバマゼピンなど). ・抗認知症薬(塩酸ドネペジル(アリセプト)など). ・抗パーキンソン病薬(レボドパなど). ・抗不安薬・催眠薬・麻酔薬(エチゾラム(デパス)など).

2. 答 …2(❶× ❷○ ❸× ❹× ❺×)
   解説…1. アカシジア＝錐体外路症状による静座(着座)不能(ソワソワ落ち着かない, じっとできない, 動き回りたくなる).
   2. 悪性症候群＝抗精神病薬服用による意識障害, 37.5℃以上の高熱, 発汗および身体のこわばり.
   3. 急性ジストニア＝顔頸部の強いこわばり, 頸部反張位, ひきつけ, けいれん, 眼球上転など.
   4. 遅発性ジスキネジア＝口周辺・舌の異常な運動(口モグモグ), 舌のもつれ, 手足が勝手に動く.
   5. 薬剤性Parkinson症候群＝ドパミン拮抗作用のある薬剤(抗精神病薬, 抗うつ薬, 制吐薬)の副作用として起こる(ジスキネジア, アカシジアなど)不随意運動.

3. 答 …4(❶× ❷× ❸× ❹○ ❺×)
   解説…1. 抗うつ薬＝目のかすみ, 排尿困難, 低血圧, めまい, 眠気など.
   2. 抗不安薬＝眠気, ふらつき(筋弛緩作用), 注意散漫, 集中力低下など.
   3. 気分安定薬＝手の振るえ, 下痢, 吐気, にきび, 眠気, だるさ, 胃腸症状など.
   4. 抗精神病薬＝悪性症候群(無動, 寡黙), 筋固縮, 高熱, 意識障害など)を起こしやすい.
   5. 抗てんかん薬＝眠気, 気分変動, 頭痛, めまい, ふらつき, 視界がぼやける, 複視, 多毛など.

4. 答 …5(❶× ❷× ❸× ❹× ❺○)
   解説…1. 突進歩行＝抗パーキンソン病薬, β遮断薬が有効.
   2. アカシジア＝抗パーキンソン病薬, β遮断薬が有効.
   3. 悪性症候群＝抗精神病薬を一時中止, 補液, 解熱剤などが有効.
   4. 全身倦怠感＝抗精神薬のコントロールと様子観察にて落ち着く.
   5. 遅発性ジストニア＝遷延する可能性が高い.

5. 答 …5(❶× ❷× ❸× ❹× ❺○)
   解説…1. クロルプロマジン＝抗精神病薬(統合失調症の薬物).
   2. ジアゼパム＝抗不安薬(てんかんや神経症の薬物).
   3. ハロペリドール＝抗精神病薬(統合失調症の薬物).
   4. フェノバルビタール＝抗てんかん薬, 抗不安薬.
   5. リチウム＝気分安定薬, 抗躁薬.

6. 答 …4(❶× ❷× ❸× ❹○ ❺×)
   解説…1. 気分安定薬の副作用＝手のふるえ, 下痢, 吐気, にきび, 眠気, だるさ, 胃腸症状など.
   2. 抗不安薬の副作用＝眠気, ふらつき(筋弛緩作用), 注意散漫, 集中力低下など.
   3. 抗認知症薬の副作用＝けいれん, 意識障害, 激越, 攻撃, せん妄.
   4. 抗精神病薬の副作用＝錐体外路症状(パーキンソン症候群, 急性ジストニア, 遅発性ジスキネジア, アカシジアなど).
   5. 抗てんかん薬の副作用＝眠気, 発疹, 多毛, 歯肉増殖など.

7. 答 …2(❶○ ❷× ❸○ ❹○ ❺○)
   解説…1. 低血圧＝抗精神病薬の副作用.
   2. 歯肉過形成＝抗てんかん薬の副作用.
   3. 麻痺性イレウス＝抗精神病薬の副作用.
   4. ジストニア＝抗精神病薬の副作用.
   5. パーキンソニズム＝抗精神病薬の副作用.

8. 答 …3(❶× ❷× ❸× ❹× ❺×)
   解説…1. 抗認知症薬の副作用＝けいれん, 意識障害, 激越, 攻撃, せん妄.
   2. 抗うつ薬の副作用＝口渇, 便秘, 目のかすみ, 排尿困難, 低血圧, めまい, 眠気など.
   3. 抗不安薬の副作用＝筋弛緩作用など.
   4. 抗精神病薬の副作用＝錐体外路症状(パーキンソン症候群, 急性ジストニア, 遅発性ジスキネジア, アカシジアなど).
   5. 抗てんかん薬の副作用＝眠気, 発疹, 多毛, 歯肉増殖など.

9. 答 …3(❶× ❷× ❸○ ❹× ❺×)
   解説…1. 抗不安薬の副作用＝眠気, ふらつき(筋弛緩作用)など.

第18章 薬　理（本文・169ページ）

2. 抗うつ薬の副作用＝口渇，便秘，眠気など．
3. 抗精神病薬の副作用＝錐体外路症状．
4. 気分安定薬の副作用＝リチウム中毒（嘔気，嘔吐，下痢，粗大振戦，構音障害，失調様症状）．
5. 抗てんかん薬の副作用＝眠気，発疹，多毛，歯肉増殖など．

理学療法士・作業療法士
PT・OT基礎から学ぶ病理学ノート
第2版・解答集　　　　　　　　　　　　ISBN978-4-263-26558-1

2004年2月10日　第1版第1刷発行
2014年4月10日　第1版第7刷発行
2018年3月25日　第2版第1刷発行

編著者　中　島　雅　美
　　　　鳥　原　智　美
発行者　白　石　泰　夫
発行所　医歯薬出版株式会社
〒113-8612　東京都文京区本駒込1-7-10
TEL.(03)5395-7628(編集)・7616(販売)
FAX.(03)5395-7609(編集)・8563(販売)
https://www.ishiyaku.co.jp/
郵便振替番号　00190-5-13816

乱丁，落丁の際はお取り替えいたします．　　　　印刷・真興社／製本・愛千製本所
© Ishiyaku Publishers, Inc., 2004, 2018. Printed in Japan

本書の複製権・翻訳権・翻案権・上映権・譲渡権・貸与権・公衆送信権(送信可能化権を含む)・口述権は，医歯薬出版(株)が保有します．
本書を無断で複製する行為(コピー，スキャン，デジタルデータ化など)は，「私的使用のための複製」などの著作権法上の限られた例外を除き禁じられています．また私的使用に該当する場合であっても，請負業者等の第三者に依頼し上記の行為を行うことは違法となります．

JCOPY <(社)出版者著作権管理機構　委託出版物>
本書をコピーやスキャン等により複製される場合は，そのつど事前に(社)出版者著作権管理機構(電話03-3513-6969，FAX 03-3513-6979，e-mail:info@jcopy.or.jp)の許諾を得てください．

● 学内試験から理学療法士・作業療法士の国試対策にまで役立つ定評ある参考書!

◆ PT・OTの授業で扱う項目をドリル形式でまとめた知識の整理ノートシリーズ.
◆「画像の読み方」は国試必須の画像問題に対応. 読影のポイントが一目でわかる.

PT・OT 基礎から学ぶ 病理学ノート 第2版 最新刊
- 中島雅美・鳥原智美〔編〕
  中嶋淳滋〔編集協力〕
- B5判　226頁　定価(本体3,200円+税)
- ISBN978-4-263-26558-1

PT・OT 基礎から学ぶ 解剖学ノート 第3版
- 中島雅美〔編〕
- B5判　344頁　定価(本体4,000円+税)
- ISBN978-4-263-21675-0

PT・OT 基礎から学ぶ 生理学ノート 第3版
- 中島雅美〔著〕
- B5判　342頁　定価(本体4,000円+税)
- ISBN978-4-263-26551-2

PT・OT 基礎から学ぶ 運動学ノート 第2版
- 中島雅美・中島喜代彦〔編〕
- B5判　316頁　定価(本体4,000円+税)
- ISBN978-4-263-21738-2

PT・OT 基礎から学ぶ 内科学ノート
- 中島雅美・松本貴子〔編〕
  中嶋淳滋〔編集協力〕
- B5判　290頁　定価(本体3,800円+税)
- ISBN978-4-263-21151-9

PT・OT 基礎から学ぶ 精神医学ノート
- 中島雅美・松本貴子〔編〕
  富田正徳〔編集協力〕
- B5判　204頁　定価(本体3,200円+税)
- ISBN978-4-263-21293-6

PT・OT 基礎から学ぶ 神経内科学ノート
- 中島雅美・奥村哲生〔編〕
  中嶋淳滋〔編集協力〕
- B5判　284頁　定価(本体4,200円+税)
- ISBN978-4-263-21323-0

PT・OT 基礎から学ぶ 画像の読み方 第2版
国試画像問題攻略
- 中島雅美・中島喜代彦
  大村優慈〔編著〕
- B5判　224頁　定価(本体3,000円+税)
- ISBN978-4-263-21721-4

● 弊社の全出版物の情報はホームページでご覧いただけます. https://www.ishiyaku.co.jp/

医歯薬出版株式会社／〒113-8612 東京都文京区本駒込1-7-10／TEL. 03-5395-7610　FAX. 03-5395-7611